U0137062

意凝念住

健康 從氣功開始

施仁潮——著

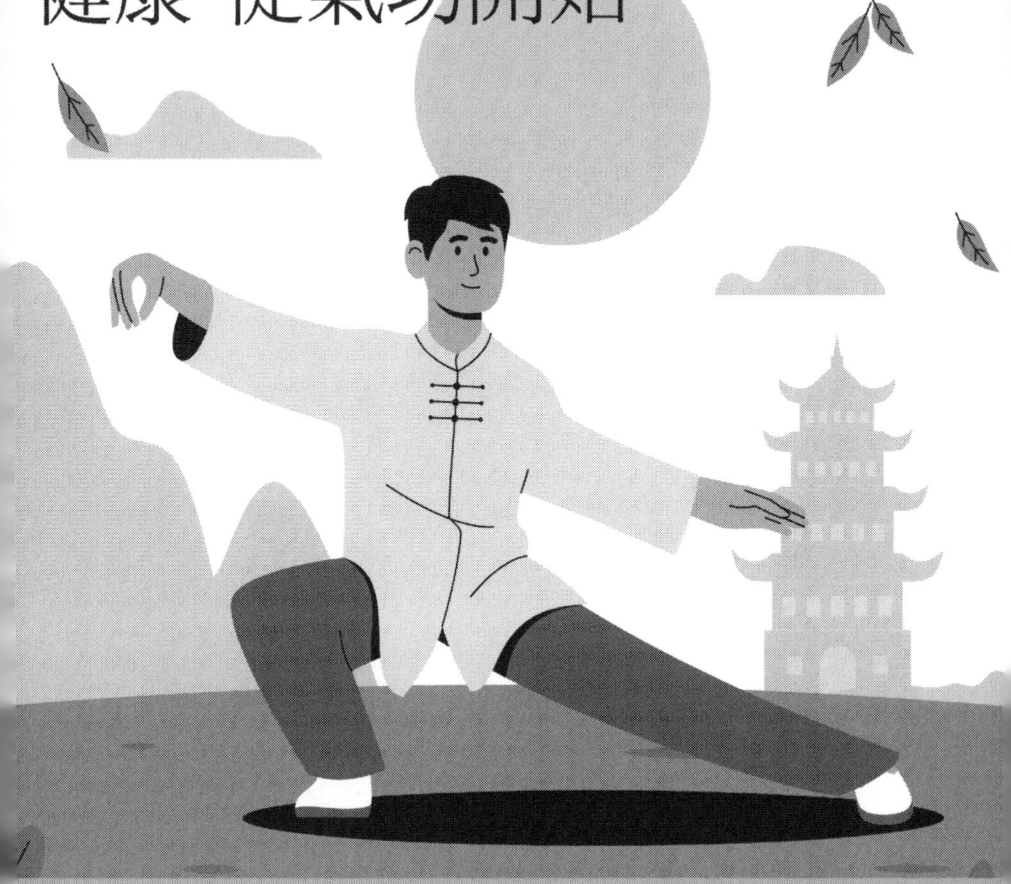

每一種疾病的產生都是有其原因的，
更重要的是，我們還可以用一些簡單、易行、有效的方法，
來最大程度地阻止、預防大部分疾病的產生和繼續，
並獲得長久的健康。

【出版説明】

　　本叢書選方，皆有臨床病案驗證，就傳統漢方而言，功效甚佳，極具保存、參考價值。唯有些藥材，因長期採集，加諸非醫療之濫用，如西方人自十八世紀以來，在亞、非、澳等洲的大肆捕獵，以爲耀武、娛樂、炫財者，以致正當來源迅速枯竭，且有滅絕之虞，從而受到我國家及時立法，明文保護，如虎骨、熊膽、犀角之屬。

　　然本叢書並不因此即將使用該類藥材之選方剔除，以備方家、學者在研究、臨床、驗證時，據以會通古漢方之智慧，發掘可替代之新藥材，俾便再啓漢方養生、療疾、濟世之新局也。

Tricom編輯部　謹啓

目　　録

第一章　氣功與延年益壽

　　氣功，是中華民族傳統的養生方法之一。它是光輝燦爛的傳統醫學遺產中的重要組成部分。

　　氣功通過內練「精、氣、神」，外練「筋、骨、皮」，以調節和增強人體機能，誘導和激發人體內在潛力，提高身體素質，從而得到有效的防病治病、益智強身作用。它還是延年益壽的重要法寶。

　　彭祖是我國歷史上的高壽者，晉代葛洪在《神仙傳》中說他在殷末時已767歲，而無衰老體態。究其長壽的原因，乃在於好恬靜，不恤世務，不營名譽，不飾車服，唯以養生治身爲事，善於氣功之術，「常閉氣內息，從旦至中，乃危坐拭目，摩搦身體，舐唇咽唾，服氣數十，乃起行言笑。其體中或疲倦不安，便導引閉氣，以攻所患，心存其體面九竅五臟四肢至於毛髮，皆令具至，覺其氣雲行體中，故於鼻口中達十指末，尋即體和」。

　　華佗創編了五禽戲，這是人所周知的，《太上老君養生訣》稱他爲仙，說：「古之仙者，爲導引之事，熊經鳥伸，挽引膚體，動諸關節，以求難老，名曰五禽之戲。」華佗兼通數經，曉養生之術，年且百歲，而容貌

　　猶有壯像，他的强健長壽，與他創製了五禽戲，並以之鍛鍊是分不開的。華佗弟子吳普，堅持五禽戲鍛鍊，也能「年將九十，耳不聾，目不瞑，齒牙完堅，飲食無損」(《後漢書·方術傳》)。漢代以降，五禽戲這一氣功健身方法盛行不衰，爲人們袪病强身、延年益壽所得到的作用，不可低估。

　　1986年的《氣功》雜誌上刊登了劉成勛老人的文章，追憶他的同里、活到二百五十六歲的長壽老人李慶遠。據介紹，李慶遠生於清康熙十八年，死於民國二十四年(1679～1935)。1925年3月，劉成勛曾約幾位同學專程拜訪了長壽老人，只見他身材高大健壯，兩耳長大，鬍鬚不多，牙齒雖缺幾顆，但面色紅潤，很有光澤，觀其面容像不過七八十歲的人。他生活儉樸，不嗜烟酒，最注意清潔衛生。每天五點起床，用右手將室內外打掃乾淨，而後就是打坐練功，還經常練拳術，活動四肢。後人曾根據他的講述，將其養生之道整理出來，命名「長生不老訣」，開篇即曰：「長生之術，其道有十。曰打坐，降心，煉性，超界，敬信，斷緣，收心，簡事，真觀，泰定。能解此十道，始足以延齡。得此十道之精微，始足與言長生。袪病延年之法，返老還童之機，皆繫於是。打坐之道，行體端莊，合眼瞑目，此假打坐也。打坐之道者，二六時中，行住坐臥，心似泰山，不動不搖，六根不出，七情不入……。」足見老人對練功養生的極力推崇。

　　氣功鍛鍊爲什麼能袪病强身，延年益壽？這可從它

的調整機體陰陽、調整臟腑功能、培育真氣等幾方面來認識。

一、氣功的調整陰陽作用

　　傳統醫學認爲，陰陽的偏盛偏衰是疾病發生的根本原因，調整陰陽，補偏救弊，促使陰平陽秘，恢復陰陽的相對平衡，是治療疾病的基本原則；而氣功鍛鍊有著良好的調整陰陽、補偏救弊的作用。許多疾病，如頭暈、頭痛等，常常表現爲上實下虛，既有眩暈耳鳴、頭痛頭脹之上實病症，又有腰膝疲軟、遺精疲乏等下虛現象。進行氣功鍛鍊，能使這一病理狀況得以改善，恢復健康。一些患慢性心血管疾病的人，採取打太極拳的鍛鍊方法，能使症狀得到明顯的改善，其原因之一，可能正是調理了上下陰陽的結果。上海市高血壓研究所鄺安坤等認爲，高血壓的發病原理，主要是心、肝、腎臟腑經絡間陰陽氣血平衡失調，導致上實下虛，陰虛陽亢。患者在練功後感到頭腦清爽，血壓下降，上實下虛、陰虛陽亢現象得到糾正。他們通過研究發現，氣功對高血壓病以興奮佔優勢的大腦和植物神經功能紊亂者，以及機體高血壓性反應包括血管收縮反應等，均有良好的調整、平衡作用。人體陰陽得到調整，是抗老防衰的重要一環。

　　實驗證明，當練功達到「入靜」時，α波的積分值明顯增加，而未練功的則無變化。練功二十分鐘後，α

波振幅可增加40％以上，頻率變緩，波形趨尖。α波的
這種變化說明，練功時大腦皮層進入了主動抑制過程，
從而使大腦得以調整。幾乎所有練氣功的人，都能在練
功後有明顯的輕鬆振奮的感覺，而且工作效率也顯著提
高。其原因之一，就是由於中樞神經得到了良性調整。
可喜的是，在效率提高的同時，單位耗氧量反比正常低
16％，這有利於細胞得到休養生息。練功入靜時，大腦
雖處於低代謝狀態下，但自我調節功能反而得到加強，
這是由於大腦皮質和皮質下中樞的功力學關係轉變爲皮
質下的優勢，使內環境穩態系統潛力提高。這種雙向調
節功能，對保持陰陽平衡，袪病強身，延年益壽，有著
十分重要的意義。

二、氣功的調整臟腑功能作用

　　人體是一個以五臟爲中心的有機整體，臟與臟，臟
與腑，以及臟腑與皮、肉、脈、筋、骨、鼻、口、舌、
目、耳、前後陰等機體的各個組織器官之間，都是密切
相關不可分割的。它們在生理上互相聯繫，病理上互相
影響，內臟有病可影響至皮肉九竅，肌表有病也可影響
至五臟六腑。氣功鍛鍊能有效地調整臟腑功能活動，通
過臟腑功能的調整，進而發揮袪病強身、延年益壽的效
用。

　　以心爲例，它主血脈，主臟神，與小腸相表裏，開
竅於舌，其華在面。心臟在心氣的作用下，推動血液在

脈管內運行。心氣的盛衰，血液的盈虧，可從脈博的變化和面部色澤的改變上反映出來。血液是神志活動的主要物質基礎，人的精神、思維活動，乃至生命活動的外在表現，都屬於心的生理功能。心的經脈上行於舌，因而心的氣血上通於舌，心的生理功能、病理變化都能影響到舌。氣功鍛鍊，通過息心靜慮，意志集中，肢體有意識地放鬆，達到調養心神，使心神在不受任何外界事物的干擾下，發揮其協調臟腑功能的作用，使各臟腑間的關係達到相對平衡，從而使身體健康長壽。同時，通過氣功鍛鍊，心神安寧，心氣能發揮良好的統轄血液功能，推動血液在血脈中運行，周流不息，以營養全身。練功後往往會脈搏和緩有力，面色紅潤。此外，由於心與小腸相表裏，小便短少、赤澀、刺痛等小腸經病症，通過練功調心，能得到有效地糾正。由於心爲「五臟六腑之大主」，心功能的加強調和，其它臟腑的功能活動也能得到相應調整，從而可臻健康長壽。

三、氣功的培育真氣作用

氣功鍛鍊是培育真氣的有效手段。真氣又叫元氣，它是人體中最重要最基本的一種物質。《靈樞·刺節真邪篇》説：「真氣者，所受於天，與穀氣併而充身也。」真氣主要由先天之精化生而來，稟生之後，又賴水穀精微的滋養補充。它是人體生命活動的原動力，人體各個臟腑組織得到元氣的激發，才能各自發揮其不同

的功用。人體的健康與否，在很大程度上取決於真氣的盛衰。「正氣存內，邪不可乾」。真氣充沛，臟腑組織功能健旺，身體便健康少病。人體的生老病死，很大程度上是真氣盛衰存亡的表現。如先天稟賦不足，或因久病損及真氣，就會產生種種病變，乃至早衰夭折。培育真氣是袪病強身、抗衰防老的重要途徑。

氣功鍛鍊講究意守丹田，或直接在臍腹丹田部按摩，或有意識地將氣往丹田部位貫，正是因爲認識到丹田是「生氣之源」，是人身真氣匯集之處，通過意守、按摩、貫氣等作用，能強化對丹田的刺激，從而收到良好的激發、培育、調動真氣的作用。

實驗證明，通過意守丹田，息心靜慮，活動肢體，呼吸吐納等氣功鍛鍊，能使腎氣充實，真氣旺盛。據報導，氣功鍛鍊能使皮質激素、生長激素等內分泌降低，從而使蛋白質更新率變慢，酶的活性改變，因此機體的免疫力得以增強。鄺安坤等指出，患有高血壓、冠心病、糖尿病等常見病的老年人往往有不同程度的腎虛表現，性激素測定顯示雌二醇增高、雌二醇與睪酮的比值上升，經過氣功鍛鍊後，大多數病人症狀減輕，雌二醇與睪酮的比值下降，從而說明了氣功的培育元氣、防止早衰的效用。

四、堅持練功　袪病延年

氣功的調整陰陽、調和臟腑功能是與培育真氣作用

相統一的，是共同作用於機體的。正因共同有著這一重
要作用，故在袪病强身、延年益壽方面效用突出，備受
歡迎，廣爲採用。

　　有人對七百五十位老人調查，經中醫辨證分析，多
數存在各種虛症和不同程度的衰老現象，將經常鍛鍊和
較少鍛鍊兩組比較，發現堅持鍛鍊的老年人其虛症大爲
減少。從一組長期練功老人的調查中，發現其一般狀況
比較不經常鍛鍊的同齡人要好，練功組視力正常者爲
92.8％，聽力正常者爲64.7％，記憶力良好者爲
92.8％，耐寒少病者爲79％；而不練功的，視力正常者
僅爲50％，聽力正常者33.5％，記憶力、勞動和生活自
理力均大爲減退。

　　爲了探索氣功在延緩生理老化、減輕病理老化方面
的規律，同濟醫科大學老年醫學組曾對長期練功的三十
一位老人進行了調查，結果發現三十一位老人未練功時
六人有明顯疾病，其他均患有一種或幾種輕重不同的疾
病。通過練功，五例神經衰弱症狀消失，五例心臟病和
高血壓症狀得到明顯改善，十例練功後恢復了勞動能
力，七例戰勝了疾病獲得了高齡。少數人出現了異乎尋
常的頭髮、皮膚、牙齒、視力、聽力的再生現象。

　　湖北中醫學院氣功研究室選擇武漢市老年大學學
員，年均在六十歲以上的六十七人，隨機分爲練功組三
十二例與對照組三十五例，分別檢測有關免疫功能指
標，發現練功組練氣功後所測結果與對照組比較具有明
顯差異；淋巴細胞轉化率明顯高於對照組同項水平

值(p＜0.01)；lgG則明顯低於對照組水平值(p＜0.01)，lgM水平值也高於對照組(p＜0.05)。練功組練氣功前後自身對照：練功十個月後淋巴細胞轉化率呈明顯上升趨勢(p＜0.01)；lgG水平值呈下降趨勢(p＜0.01)；lgM則有提高(p＜0.05)。實驗說明：無論是組間對照還是自身對照，練氣功後老年人的機體免疫功能水平表現出明顯改善趨向。結合前人的研究認爲人和大多數哺乳動物的血清r球蛋白濃度均隨衰老而增高，而T細胞系統增殖能力隨衰老而下降。研究結果似能證明：老年人學練氣功可以調動機體的神經免疫調節(NLM)機能，並通過氣功的雙向調整作用，使人體衰老的免疫機能得以逆轉。這可能是氣功之所以能延年益壽的主要機理之一。

　　瀋陽市氣功科學研究會曾作練功抗衰老作用觀察，他們以瀋陽市敬老院爲基地，將自願報名參加氣功健身養生學習班的四十名平均年齡七十八歲的老人列爲一組，另選年齡及身體狀況基本相同，只參加一般健身活動的四十名老人作對照，發現兩者有明顯的差別。氣功養生班老人練功一個月，基本出現氣感，食欲增加，睡眠改善，渾身輕鬆，精力充沛，重症患者也停止了服藥；練功兩個月，普遍收到祛病健身效果，顯效率75％，表現在某些慢性病症明顯改善，高血壓患者均血壓恢復正常並基本穩定，臉色逐漸紅潤，也擺脫了病態心理；練功三個月，絕大多數老人反映「病好了一大半」，走起路來輕鬆有勁。有三位七十多歲老人頭髮逐漸變黑，兩名脫肛患者痊癒；練功一年，精神狀態、體

力、記憶力、睡眠、食欲、步態及各種老年性常見疾病都有明顯好轉。實驗證明，老年人進行氣功鍛鍊，對老年病的防治、延年益壽，有著重要的意義。

《黃帝內經·素問》云：「其知道者，法於陰陽，和於術數，食飲有節，起居有常，不妄作勞，故能形與神具，而盡終其天年，度百歲乃去。」「法於陰陽，和於術數」，是氣功鍛鍊的重要內容。氣功鍛鍊，祛病強身，延年益壽。願廣大老年人健康長壽，「盡終其天年」！

第二章　練功的基本要領

一、說　相
——練功中的調身

常年道：「坐有坐相，站有站相，睡有睡相。」這坐或站或睡的相，對於練功者來說，顯得尤爲重要。拜師學練氣功的第一步，就是學坐練站及習練各種臥勢。

(一) 坐相

取坐式練功是最爲普遍的。通常有平坐式、靠坐式、盤坐式和跪坐式數種。

1．平坐式

正身端坐在方凳、椅子或床邊上，凳脚高宜與練功者的小腿長度相當。以臀部的三分之一著凳，頭部和上身保持端正，含胸拔背，腰部自然伸直，腹部放鬆。鬆肩垂肘，手指舒展，掌心向下，自然平放在大腿上。兩脚平行分開，平放觸地，兩膝與肩同寬，小腿與大腿約成90度角。舌抵上腭，口唇輕合，眼瞼自然下垂，面帶微笑，全身放鬆。

2．靠坐式

坐在靠背椅或沙發上，背部輕靠椅背，兩腳略向前伸，其它具體姿勢與平坐相仿，適宜於體弱老年或腰痛不支者採用。

3. 盤坐式

根據盤坐時的不同姿勢，又有自然盤坐、單盤坐及雙盤坐的區別。

自然盤坐：上半身姿勢與平坐式相同，臀部稍墊高，兩腿交叉盤起，左腿在上右腿在下，或右腿在上左腿在下。兩手輕握或相疊，掌心朝上，置於腹前，也可分別放在兩大腿上。

單盤坐：將左腳置於右腿上，或將右腳置於左腿上，其餘同自然盤坐。

雙盤坐：將左腳置於右腿上，同時將右腳置於左腿上，兩腳底心朝天，其餘同自然盤坐。

盤坐最好在軟硬適度的床上進行，也可在地上、凳上習練，但宜注意墊一軟物，以免踝部接觸硬物不適，影響練功效果。臀部務必稍稍墊高，使身體略向前傾。採用盤坐式，由於對下肢關節韌帶的牽拉扭轉，使血液循環得到改善，對下肢關節疾患有較好的防治作用。同時有助於入靜放鬆，解除上身及頭部的緊張狀態，但向來未採用盤坐練功的老年人宜慎用。

4. 跪坐式

兩膝著地，腳掌朝上，身體自然坐在小腿上，兩手互相輕握，放在腹前，也可兩手平攤，掌心朝下，輕按兩膝上，其餘同平坐式。本式下肢較緊張，有利於頭及

上身的鬆適，且能克服練功中常易出現的昏睡現象。

(二) 站相

站式有自然式、三圓式、下按式及伏虎式等不同類型。

1. 自然式

自然站立，兩腿分開，與肩同寬，兩膝微屈，兩足平行踏地，頭微前傾，兩足底湧泉連綫的中點與兩膝連綫的中點與頭頂百會同在一直綫上。下頜微收，含胸拔背，兩手自然鬆垂於身體邊側，雙肩下沉，肘部略向外撐，腋部鬆開。頭正頸直，舌抵上腭，口唇輕合，兩眼微閉，面帶微笑，全身放鬆。

2. 三圓式

自然站立，兩腿分開，與肩同寬，兩脚尖適當內收，站成一半圓形。兩膝微屈，並稍向內彎，頭微前傾，保持頭頂百會與兩膝、足底湧泉同在一直綫上。含胸拔背，兩手抬起，向前伸展，與乳部平齊，肘關節彎曲，兩手指鬆散並稍彎曲，作抱樹幹狀。兩掌心相對，距離約二十公分。如此保持兩脚、兩膝、兩手拱圓姿勢，沉肩鬆肘，頭正頸直，全身放鬆。舌抵上腭，口唇輕合，兩眼睜開，平視前方某一目標，或向下看正前方一、二公尺地面上的某一目標。

3. 下按式

基本姿勢與自然式相仿，但兩手手指向前伸直，掌心朝地，作按向地面狀。

4. 伏虎式

左脚向邊側橫跨一步，使兩脚成丁字步，相距一米左右。身體稍向下蹲，作騎馬狀，左右兩腿均成九十度角。左手自然前伸，置在脚上方，作按抓狀，右手豎在右膝上，作按壓狀，兩手與兩膝相距約十五公分。頭正頸直，兩眼睜開，向前平視。如向右側做，姿勢相同，方向對稱。

站式利用半下部的緊張，以促使上半部的鬆弛，對高血壓、青光眼或體質較强的神經衰弱患者較爲適合。健康人或體力較弱者取本式，有較好的强壯作用。初練者易出現腰腿酸楚，要有堅持毅力，也要注意掌握適度。

(三) 睡相

睡相指卧式氣功鍛鍊時採用的體位姿勢。本式適宜於體質虛弱的老年人採用。

1. 仰卧式

正身仰卧床上，枕頭高低適度。頭放正，面朝天，輕閉口眼，四肢自然分放身旁，或兩手相互輕握，置放臍下小腹部。

2. 側卧式

側身卧於床上，一般採用右側卧，枕頭高低適宜。腰部稍彎，頭略向胸收，下側的腿自然伸直，上側的腿彎曲放在下側腿上，整個身體猶如弓形。口眼輕閉，上側的手掌自然放在髖胯部，下側的手置於枕上，手掌自

然伸開。

3. 三接式

向左或右側臥，腰背伸直，下側脚自然伸直，上側腿屈膝上提，脚心湧泉穴接在下側膝部的鶴頂穴。兩手曲置於上腹前，下側手掌心之勞宮穴接在上側手肘部的曲池穴，上側的手掌心勞宮穴按在上側膝部的鶴頂穴。

4. 半臥式

即在仰臥式的基礎上，將上半身及頭部墊高，斜靠在床上，膝下適當墊物。

坐相、站相及睡相的好壞，直接影響到氣功鍛鍊的祛病强身效果。曾遇一神經衰弱者，訴說練功二月，精神緊張，怎麼也放鬆不了，觀其坐相，脚跟懸起，勾頭弓背，重心不穩。作了糾正後，當即收到了滿意的效果。

二、仿佛辨東西　七七四十八

——練功中的調心入靜

南宋著名道士白玉蟾的《紫清指玄集》中有首快活歌，歌中寫道：「近來仿佛辨東西，七七依前四十八。」日東升而西落，東西顯然可辨；七七相乘，得數四十九，老少無不知曉，白老道却東西模糊，七七不明，難道真是「快活」糊塗了？

其實，這是一種進入了高度虛靜境地的難得糊塗。修鍊之人，是非之心不必太明；糊糊塗塗，懵懵懂懂正

是修道到家的良好精神狀態。練功講究調心入靜，追求的正是這一意境。

　　無論採用哪一種氣功鍛煉方法，調心入靜，最爲緊要。調心，就是意念、精神、情緒等各方面的鍛鍊，誘導入靜，並在意識主導下進行一系列的機體内部功能自我調整。入靜，也即虛靜，《性命圭旨》云：「心中無物爲虛，念頭不起爲靜。」排除雜念，息心静慮，進入虛靜無思的境界，這是氣功鍛鍊的中心環節。

　　一般説來，練功之前，人們的注意力大都集中在工作、學習或日常事務上，一時間要從紛繁忙亂中擺脱出來，確非易事。練功時務必摒棄雜念，平定情緒，勿牽掛眼前事務，不追憶過去往事，把一切念頭都暫時放開，將意念集中到練功入靜上來。

　　採用逐處放鬆法有助於入靜，可分別按人體前面、後面、兩側三條綫路，自上到下，用意念逐一放鬆。

　　先是前面放鬆，接著做後面放鬆，最後做兩側放鬆。自上而下，漸次放鬆。具體放鬆方法，先注意一個部位，默念「鬆」字，然後依次下移。念鬆時音調宜稍長，但務必是默念，不能出聲；注意某一部位，宜似有似無，不能意念太重。念鬆的同時，可有意識地將該部位放鬆。初練者一時没有鬆的感覺，或鬆的體會不明顯，不必擔心，更勿焦慮不安，可任其自然，依次進行下去，數次鍛鍊後自會放鬆。

　　三個方向依次放鬆，可反覆做三遍。而後，意守丹田(或湧泉、勞宮)部位。意守丹田，有助於全身放鬆，

大腦入靜，同時對內氣積蓄和發動都有積極作用。丹田
的位置，尚多爭議，意守時不必細辨，只要注意臍周圍
或小腹部即可。意守不要過份用意，宜似守非守，若即
若離，模模糊糊。

　　欲調心入靜，有意識地調節呼吸不容忽視。呼吸宜
做到均勻、細長、輕柔。每於吸氣時默念「靜」字，呼
氣時默念「鬆」字。也可配合數息，或數出息，或數入
息，從第一息數到第十息，然後再從第一息數起，反覆
進行。如未數到十，心想它事以至中斷，再從第一息數
起，如此反覆靜心默數，有助於防生雜念，有利入靜。

　　初練功者，往往易出現心中散亂，心神不定，或心
中昏沉，瞌睡時作。欲克服這一現象，可採用「目若垂
簾」的方法，即練功時兩眼微閉，略露一綫，注意鼻
端。同時，保證有足夠的睡眠時間，避免過飽或過饑練
功；練功時做到精神飽滿，積極主動，樹立定能練好的
信念，這對防止練功心神不定和昏睡都有好處。

　　練功地點宜選擇環境清靜、空氣新鮮之處，有利於
調心入靜。但現實生活中，各種噪音難以消除，空氣污
染十分驚人，只能苟且將就，這就更需要懵懂意識的修
養工夫，更需要管它「七七四十八」的修道意境。

三、呼呼吸吸有講究

——練功中的調息

　　氣功鍛鍊講究心、身、息的調整，這三者中要數調

息最爲複雜。

從呼吸的途徑來說，有鼻吸鼻呼，鼻吸口呼，口吸鼻呼，口吸口呼等；從呼吸的時間掌握來分，有吸、停、呼，吸、呼、停，及二吸一呼，三吸一呼，五吸一呼等；從所配合的動作來分，有提肛呼吸，縮睪呼吸，抓趾呼吸等；從所配合的意念來分，有放鬆呼吸，默念呼吸，丹田呼吸，踵息呼吸等；從所配合的聲音來分，有吸嘘法，吸呵法，吸呼法，吸呬法，吸吹法等。但最基本也是最常用的還是自然呼吸法、腹式呼吸法和提肛呼吸法。

(一) 自然呼吸法

自然呼吸法即依平時的正常呼吸，將呼吸調整得柔和、勻暢和自然一點。正常人的呼吸各有差異，女性多偏於自然胸式呼吸，即呼吸時胸部隨呼吸而起伏；男性多偏於自然腹式呼吸，即呼吸時腹部隨呼吸而起伏。另一種是混合式，呼吸時胸腹同時隨呼吸而起伏。練功時可沿用原來的呼吸習慣，但應鼻吸口呼，吸氣時口唇輕閉，氣從鼻吸入，呼氣時口唇微開，氣由口呼出。初練功時，宜配合默念「鬆」，呼氣適當延長，然後將注意力從呼吸上移開，使其自然進行。

初學氣功者，可以採用本呼吸方法。氣功實踐證明，經過一個階段的鍛鍊，大部分練功者的呼吸都能達到比較柔和、勻暢的水平，並能逐步向深長、下沉階段發展。

(二)腹式呼吸

腹式呼吸有順腹式呼吸與逆腹式呼吸之分。

1．順腹式呼吸

本法也即一般的腹式呼吸，吸氣時腹肌自然放鬆，腹部漸漸隆起，稍往外凸，呼氣時收縮腹肌，使腹部漸漸回縮，稍呈下凹。

2．逆腹式呼吸

本呼吸方法是吸氣時腹肌逐漸收縮，腹部凹陷；呼氣時腹肌自然放鬆，腹部隆起。

兩種呼吸方法，練功者可根據體質、病情及練功基礎與進度而選擇。一般以採用順腹式呼吸爲好，尤其是初學者、體質虛弱者、有心血管系統疾病者，均不宜採用逆腹式呼吸。

腹式呼吸法大都需要經過鍛鍊逐步形成。初練時，應將思想集中在小腹部，在鬆靜中一呼一吸，小腹隨之緩緩起伏，同時要注意呼吸的和緩深長。深長的腹式呼吸對腹腔能起到按摩作用，能促進腸胃蠕動，改善消化和呼吸功能。

除順、逆腹式呼吸外，還有一種臍呼吸法，即胎息。它是高度輕慢柔和的腹式呼吸，腹部幾乎不動，而想像臍部在呼吸，故而得名。採用本方法呼吸，對體內外氣體代謝有不同程度的降低作用，使能量消耗明顯減少，對延緩衰老大有裨益。但是，要達到這一境界，並非易事，須經過幾年的苦練，非一朝一夕可臻。

(三)提肛呼吸

提肛呼吸即在呼吸的同時，結合提肛動作，具體作法爲：吸氣時稍用意提起會陰部，使肛周肌肉收縮，呼氣時放下會陰。

提肛常與縮睾收腹同時採用，即吸氣時收縮小腹部肌肉，肛周肌肉同時收縮，睾丸從陰囊往上縮；呼氣時放鬆腹肌，肛周肌肉、睾丸自然下垂。本法有益氣壯陽、還精補腦等作用，氣虛下陷、久瀉、久痢、脫肛、子宮脫垂、遺精、陽萎等病者，可以採用本呼吸法。

四、意凝念住　煉就康健身

——練功中的意念

據說少林寺曾流傳著這樣一首詩：「達摩西來無一字，全憑意念下功夫；若從紙上求妙法，筆墨用乾洞庭湖。」由此可知意念在氣功鍛鍊中的重要作用。

意念，又稱凝神、存想、內視、內景、住念。意念也即調心。因意念活動的物質基礎是腦，而中醫學常將大腦的任物、處事活動歸於心，認爲「心者，君主之官也，神明出焉」(《素問·靈蘭秘典論》)，故十分強調調心。運用意念，使精神集中，放鬆入靜，使全身各器官部位、經絡血脈高度平衡有序化，以達到身心統一，最大限度地發揮人體自身的生命力。

意念的作用是多方面的，上面已就調心入靜作了講

述，在此就意念中的意守問題作一介紹。

　　鍊功一般強調意守丹田。丹田，寓意煉丹的寶地。它猶如種莊稼的稻田，能滋養萬物，五穀豐登一樣，氣功鍛鍊時，通過意念丹田，就激發元氣，協調臟腑，通經活絡，調和氣血，從而使正氣強盛，生機勃發，起到祛病強身，延年益壽作用。

　　丹田的部位歷來有不同的看法，較爲統一的有上、中、下之分。上丹田在頭部的兩眉之間，中丹田位於心窩部，下丹田則指臍下一寸五分的氣海穴周圍的一定範圍的地方。練功實踐發現，意守上丹田，會出現升陽現象，熱氣上蒸，臉面肌膚潮紅，全身溫熱，血壓波動者可見血壓上升；意守下丹田，能引火下降，有助於升高的血壓下降。

　　一般練功常採用意守下丹田的方法進行。通常說的意守丹田，即是指意守下丹田而言。醫家認爲，下丹田是「性命之祖」、「生氣之源」、「五臟六腑之本」，人身正氣匯集的地方，它與人體生命活動的關係最爲密切，意守此處，對祛病強身，延年益壽，最有裨益。《紅爐點雪》就曾指出：下丹田「爲氣稟之源，猶若果實受氣於蒂，坎離上下，以此爲中宮，氣脈升降，以此爲根地……。人誠能以祛病延年之法，敬而行之，或行或坐，或立或臥，念念不忘，旬日之間，氣血循規而不亂，精神內固而不搖，衰者起，痿者癒，疲癃轉康健之軀，枯槁回溫潤之色，頓覺增精補髓，養氣助陽，眼目光明，身輕力健，百病咸除。功簡而效速，誠爲保

身至道，袪病之秘訣也」。

下丹田所指的範圍較大，意守時較容易掌握。意守下丹田可以從腹式呼吸著手，腹式呼吸形成的開始，要以意領氣，氣由鼻吸入，用意念將吸入之氣逐漸引達小腹，而後，注意力集中到由呼吸而造成的小腹鼓起和回縮上來。

意守時不必過度尋覓丹田的精確位置，可以意守小腹表面正中的大部分，也可意守小腹部相當大的一塊面積，當入靜進一步加深後，即可放棄對呼吸的意守，可以似守非守，微覺小腹緩緩起伏，全身輕鬆舒適，進入萬物皆虛的境界。

氣功鍛鍊中，意念的含義除意守丹田外，還有閉目內視、以意領氣等。

唐代司馬承禎的《天隱子》曾說：「存謂存我之神，想謂想我之身，閉目即見自己之目，收心即見自己之心，心與目不離我身，不傷我神，則存想之漸也。」說的也就是閉目內視。內視的內容，隋代巢元方的《諸病源候論》有「存念心氣赤，肝氣青，肺氣白，脾氣黃，腎氣黑，出周其身」的記載。該書載錄的《養生方》導引法中的五臟橫病導引法，謂膝以下有病的，存想臍下有紅光，裏外相連，遮沒身體；膝以上至腰有病的，存想脾有黃光，裏外相連，遮沒身體；腰以上至頭有病的，存想心裏有紅光，裏外相連，遮沒身體；皮膚寒熱的，存想肝內有綠光，裏外相連，遮沒身體。

以意領氣，即用意念導引氣循行，其形式十分豐

富，如小周氣、大周氣等，還有引氣直達病所、引氣外達、引「火」或「水」依一定方向運行等。一位八十三歲老人，因不慎肩部扭傷，穿衣、書寫都感到酸痛難忍，活動不便，他借助平素練功積蓄的功力，堅持練功，在鬆靜的基礎上，以意引氣，將氣導向患處，數分鐘後即感肩部和整個上肢有溫熱和螞蟻爬走的感覺，疼痛漸漸減輕。練功畢手臂即可抬舉，且能運動自如，穿衣和書寫不再受限。平時當酸痛再作時，只要稍作調息寧心後，引氣至患處，酸痛即迅速得以緩解。由此可見以意領氣的重要袪病健身效用。

北京白雲觀大門上有一幅對聯，上聯是：「意凝氣凝神凝爐中鍊就長生藥」，下聯是：「念住息住脈住鼎內修成不壞身」，上下兩聯的首字合起來即「意念」。堅持練功，重視意念，正是「鍊就長生藥」、「修成不壞身」的重要一環。

五、練功前功後的注意事項

(一) 練功地點的選擇

氣功鍛鍊，選擇在室內或室外均可，只要有足够的空間就可進行，但一定要注意空氣的新鮮，環境的相對寧靜。

室內空氣多有污染，人體呼出的體內濁氣，汗水蒸發出的化學物質，家具表面的油漆裝飾材料等散發出的氣體，都是十分有害的，所以要注意開窗通風換氣。寒

冬季節室內外溫差較大，寒風吹來，易於傷人，練功時要避開直流風；居室小難以避開的，可採取遮一塊窗簾的辦法，以避免寒風直吹。

在室外進行的，還要注意避開有害烟霧、氣體或粉塵飄揚、噪音喧擾之地。隨著社會文明的進步，污染也日趨嚴重，工業企業向空氣中排出大量灰塵、煤烟和化學毒物，汽車、火車、輪船、飛機排出的大量一氧化碳、二氧化硫、臭氣，以及產生的各種噪音，對人體的健康會帶來嚴重的損害。所以，鍛鍊時要盡量避開。空氣新鮮，環境幽靜，有助於入靜，提高練功效果。

(二) 練功前的準備

採用氣功導引鍛鍊要注意避免劇烈的活動和強烈的精神刺激。古人強調凌晨練功，其著眼點有很多，而其時人的心情最平定、情緒最穩定，則是重要的原因之一。如在其它時間進行，練功前一小時不要參加劇烈的運動，同時要注意平時保持心情的穩定，勿大喜大怒，袪除憂愁情緒。如入浴後欲行氣功鍛鍊的，宜靜養半小時後再進行。

要避免飽腹練功。凌晨練功，如不甚饑者，以不進食為好，確感饑餓的，可食用少量牛奶、糕點；其它時間練功，應在食後一小時進行，飽食後馬上練功，會因飲食停滯胃脘，氣機壅滯，影響氣功鍛鍊效果。當然，如胃痛、腹痛等發生在飽食後的，可在食後進行，但只宜輕微地活動肢體，輕柔地按摩脘腹，緩緩地踱步，不

要過分地講求意守。如飲酒的，要待酒意退後再進行鍛鍊。

練功前要排空大小便，這樣既有利於「導氣令柔」，還可避免練功的過程中，便意襲來，分散注意力，破壞意守，影響鍛鍊效果。

要寬解衣扣，取下手表、眼鏡，束髮的解散頭髮，取臥位的脫掉鞋襪，以利於經絡氣血的通暢無阻。

(三) 認真對待收功

練功後的收功十分重要，有句俗語：「練功不收功，不如不練功」，充分說明了這個問題。

練功結束要收功了，首先要有收功意識，使思想有個準備過程。

一般練動功的，有了收功意識後，靜養幾分鐘；練靜功的，做幾節保健動功，或做開合呼吸、按摩拍打運動。

1. 開合呼吸法

收功時兩手心扶放在丹田處片刻，內勞宮穴對準關元穴，做開合呼吸，方法是先作腹式呼吸，吸時兩手從身體兩側向丹田處靠攏，呼時手心翻向外，向前向兩側弧綫劃出，連做三次，再兩手向上提，掌心向上，手指相對，同時吸氣，當手掌提至頸前時，翻掌，掌心向下，下按的同時呼氣，也做三次。

2. 按摩拍打法

收功時兩掌相互摩熱，進行按摩。一般從頭面開

始，如浴面、擦鼻、按眉、摩耳，再按摩臍周腹部，逆時針和順時針方向各100次，並意守片刻，還可按摩兩腰、尾骶、腳心等部位。拍打一般從上肢、軀幹到下肢，全身來回進行。

(四) 練功後的調養

練功後不宜立即從事劇烈的體力勞動或複雜的腦力活動，須休息幾分鐘後再進行正常工作。日常勞作，要注意量力而行，忌過度勞累，耗傷正氣。

練功後，常會周身溫和，微微出汗，切忌當風受涼，不宜馬上入浴沖洗。

練功後，不宜馬上長時間地高聲談話，注意閉口靜養，以利內氣蓄積培養。

練功後，飲食宜清淡，切忌暴飲飽食，損傷脾胃。

練功後，忌喜怒失節，要保持心平氣和、安然自得的精神狀態。

第三章　常用静功

一、放鬆功

放鬆功是常用的静功鍛鍊方法，其特點是通過有步驟、有節奏地注意身體各部位，同時結合默念「鬆」字，逐步地把全身調整到自然、輕鬆、舒適狀態，以解除思想、身體的一些緊張，使之趨於鬆弛。同時，使注意力逐步集中，雜念排除，心神安寧，從而通和氣血，協調臟腑，疏通經絡，以收增强體質、袪病延年之效。

堅持放鬆功鍛鍊，有助於各種慢性病的防治，尤其對高血壓、青光眼、胃腸病、哮喘、神經衰弱等，效果更爲顯著。

(一) 姿勢

卧位或坐位。

(二) 呼吸

採用自然呼吸，進而可在吸氣時注意部位，呼氣時

默念「鬆」字。

(三)練法

擺好姿勢後，可用三綫放鬆法。三綫放鬆法是沿身體的前、後、兩側三條綫，依次進行放鬆，同時默念「鬆」字。三綫放鬆法的依次順序是：

第一條綫(身體前面)：從頭頂百會穴開始放鬆，然後依次面部鬆→頸部鬆→胸部鬆→腹部鬆→兩大腿前面鬆→兩小腿前面鬆→兩腳背鬆→兩腳的腳趾鬆。自上而下放鬆畢，靜心息慮兩分鐘，再從頭部開始做第二綫放鬆。

第二條綫(身體後面)：由頭頂百會穴開始放鬆→後枕部鬆→後頸部鬆→背部鬆→腰部鬆→臀部鬆→兩大腿後面鬆→兩小腿後面鬆→兩足跟鬆→兩足底鬆。然後，意念在湧泉穴上放鬆兩分鐘左右，再進行第三條綫放鬆。

第三條綫(身體兩側)：從頭項百會穴開始放鬆→然後兩側顳部鬆→頸部兩側鬆→兩肩鬆→兩上臂鬆→兩前臂鬆→兩手鬆，最後意念停在兩勞宮穴兩分鐘。

在全身放鬆的基礎上，配合局部放鬆法，即單獨放鬆身體的某一部位、病變處或某一穴位。當呼氣默念「鬆」字的同時，要盡量鬆開這些部位。如心火上炎者，可意在湧泉；腎陽虛者，意在命門；脾虛腹痛者，意在足三里。

　　初練者宜採用三綫放鬆法，久練熟練了，可前後左右一齊放鬆，自上而下分段一次放鬆，也即身體分段放鬆法。

(四) 收功

　　意想周身之真氣緩緩回聚到丹田，將兩手重叠，勞宮穴置於丹田處，男左手在裏，女右手在裏，先按順時針方向由臍部開始揉小圈，逐漸擴大揉大圈，連揉九圈，然後按順時針方向揉九圈，由大圈漸次揉至臍部爲止；最後兩手互搓至熱，作上下揉搓面部九次，緩緩收功。

二、內養功

　　內養功是静功中的一種。其特點是講究呼吸鍛錬，採用腹式呼吸，呼吸停頓，舌體起落，意守丹田，默念字句等，以收安心寧静，培補元氣，調和氣血，協調內臟等作用。

　　堅持本法鍛錬，有助於潰瘍病、胃下垂、胃擴張、慢性胃炎、慢性腸炎、慢性肝炎、肺結核、矽肺、高血壓、神經衰弱等消化、呼吸、神經系統病症的防治。

(一) 姿勢

　　卧式、站式、平坐式或盤坐式均可。

(二) 呼吸

採用腹式呼吸，呼吸時配合默念字句，一般是三至九個字爲宜。默念的字句要含有自我暗示的意義者，如「鬆靜好」。其體練法是採用：

❶ 第一種呼吸法：吸氣時，舌尖輕抵上腭，默念第一個字「鬆」，同時，將氣自然地引至小腹部，在吸氣的同時，將小腹慢慢鼓起，隨之呼氣；然後，停頓片刻，默念第二個字「靜」；接著呼氣，呼氣時，舌抵下門齒內，默念第三個字「好」，隨著呼氣的同時，將鼓起的小腹慢慢收回。這樣按「吸——停——呼」的順序反覆進行，反覆默念「鬆靜好」。

❷ 第二種呼吸法：以鼻呼吸或口鼻兼用。先吸氣，隨之徐徐呼出，呼畢即停頓。此法的基本呼吸形式爲：吸——呼——停。默念內容同第一種呼吸法，吸氣時默念第一個字，舌尖抵上腭；呼氣時默念第二個字，舌尖落下；停頓時默念第三個字，舌不動。

(三) 意守

採用丹田意守或空間意守法。

(四) 練法

擺好姿勢，周身放鬆，寧神入靜，似守非守，順其自然，在自然呼吸的基礎上，應用腹式呼吸或腹式逆呼

吸法，在比較熟練的基礎上，採用鼻吸鼻呼配合默念字
句的腹式停頓呼吸法。

(五) 收功

　　緩緩地將兩手重疊，勞宮穴置於丹田處，男左手在
內，女右手在內，先按順時針方向由小圈到大圈緩緩揉
轉九圈，然後按逆時針方向再揉轉九圈，繼而將兩手搓
熱，由上向下揉面九次後，緩緩收功，依次進行搓面、
揉腹、轉腰、蹬足等簡單活動。

　　注意：　練功前的準備及練功過程中，身體和意識
保持鬆弛狀態。練功前五分鐘，可在室內靜心散散步，
並飲少量涼開水，咽下汨汨有聲並入丹田，有助於平心
降氣。練功開始時，要有「練功開始」的信念，以便意
念集中。練功過程中，遇有心煩意亂，可暫停練習，散
散步，飲點水，數分鐘後再接著練。空腹不宜練功。

三、站樁功

　　站樁功是源於武術界的腰腿鍛鍊基本功。它以站式
爲主，使軀幹、四肢保持一定的姿勢，而讓肌肉呈持續
的靜力性緊張。本功法能使中樞神經得到休息，能促進
血液循環，增強各個系統的新陳代謝，使臟腑肢體得到
充分的潤澤，生機旺盛，從而達到祛病延年的目的。

　　堅持本功法鍛鍊，對高血壓、低血壓、冠心病、神
經衰弱、胃下垂、關節炎、慢性支氣管炎、肺氣腫、慢

性肝炎、肝硬化、遺尿、糖尿病、慢性腎炎、青光眼等，均有一定的防治效果。

(一) 預備式

兩脚八字分開，約與肩同寬，頭正頸直，含胸拔背，沉肩垂肘，鬆腰開胯，兩膝微曲，臀部似坐，雙手叉腰，兩眼輕閉或半閉，自然放鬆呼吸二、三分鐘，待思想集中後，再作自上而下的放鬆三分鐘。然後選做以下各式，站樁十至三十分鐘。

(二) 各種站式

1. 提抱式

兩脚八字形分開，寬與肩齊，兩脚著地，平均用力，全身力量放於脚掌稍後處，兩膝微曲，上體保持正直，臀半圓，腋半虛，肩稍後張，使廓胸開闊，呈虛靈挺拔之勢。兩手指相對，相隔三拳左右，位於臍下，掌心向上，猶如抱一大氣球。頭正或稍後仰，目閉或自然睜開，口微張，全身放鬆。

2. 扶按式

兩臂稍抬起，手指分開稍彎向斜前方，兩手位於臍際，手心向下偏外方，猶如扶按在漂浮水中的大氣球上。其它要求與提抱式同。

3. 撐抱式

兩臂抬至胸前，鬆肩，肘關節稍下垂，兩手與胸相隔一尺，手指分開，手心向內作抱球狀，或手心向外作

撑物狀。其它要求與提抱式同。

4．分水式

兩臂稍彎曲，並向左右側自然伸展，兩手保持在臍橫綫以下，手指分開，手心向下猶如分水。其它要求與提抱式同。

5．休息式

第一式　雙手反背貼於腰部，或將雙手插入上衣袋內，大拇指露出。其它要求與提抱式同。

第二式　兩臂抬起，兩肘彎曲，搭扶在相當於胸高的欄杆上。兩腳前後相距約四橫指，前腳滿掌著地，後腳腳尖自然著地。兩腳可不定時的輪換。

第三式　臀部輕靠桌邊，作第一式或提抱式，或雙足併立，腳跟提起，雙手插入上衣袋內，大拇指露出。

第四式　左手扶桌或椅背，右手反背貼腰。左腳在前，全掌著地，左腿直立或微曲；右腿在後，右腿自然微曲，足跟微提，有似走未走之意。或以足尖爲軸，緩慢、自然地轉動。頭微向左歪，全身重量主要放在左側，使右側處於鬆弛、舒展狀態。如此作手左右、腳前後不定時地輪換。

(三) 意念

開始時意守下丹田，方法是從周身各部向丹田集中，頂心向下，腳心向上，手心向內。吸氣時意念從頂心、腳心、手心、向丹田併合，呼氣時意念從丹田外開至頂心、腳心、手心。面容呈似笑非笑之態。

　　注意：　站樁開始時會感到腿酸，要適當堅持一下。如站樁過程中出現頭暈、噁心、出虛汗，則應停止練功，坐或躺一會，待恢復正常時再練。初練時間宜短，以後逐漸增加。站樁後可自由散步活動一下，有酸麻感的，可進行自我按摩拍擊活動。

四、強壯功

　　強壯功是近人劉貴珍綜合我國古代各家功法整理而成的一種靜功功法。

　　本功法能壯身強體，有較好的延年益壽作用，同時對胃腸系統、心血管系統、呼吸系統、神經系統等多方面病症都有一定的防治效果。

(一) 姿勢

1. 坐式

採用單盤式、雙盤式或自然盤膝均可。

2. 站式

　　第一式　立正姿勢，頭正直，兩腿分開，寬與肩齊，微屈，兩手微屈，放於小腹前，兩手心相對，距離三、四寸。

　　第二式　兩手微屈，放在胸前，如抱球樣，其他姿式同第一式。

　　第三式　兩腳站成內八字形，兩腿微向前屈，兩手在胸前或腹前如端東西樣，其他姿式同前一、二式。

(二) 呼吸

1. 靜呼吸法

如同平時呼吸那樣自然。呼吸時要均勻、細緩。對剛開始學練功的人、體質虛弱者較爲適宜。

2. 深呼吸法

在自然的基礎上，比平時呼吸深長些，吸氣時胸腹均隆起；呼氣時腹部凹陷，並使之逐漸調整到靜細、深長、均勻。這種呼吸法對便秘、食欲不振、消化不良、神經衰弱、精神不集中的人較爲適宜。

3. 逆呼吸法

腹壁配合運動，與平時相反，吸氣時胸部擴張，同時腹壁收縮，呼氣時胸部回縮，腹部住外凸。逆呼吸法的形成，要由淺入深，逐步鍛鍊，不能勉强和急於求成。飯後不宜採用本呼吸法。

(三)意守

練功時思想集中於小腹部丹田，要似有似無地想，不能精神緊張，死板固守。

五、小周天

小周天是用意念引氣作任脈、督脈循環運行的一種氣功鍛鍊方法。

任脈起於胞中，出會陰，行於腹面正中綫，上達顏面部，與督脈相連，能總任一身之陰經，爲陰脈之海。督脈也起於胞中，下出會陰，沿脊柱裏面上行，至項後風府穴進入顱內、絡腦，並由項沿頭部正中綫，經頭、額部、鼻部、上唇到上唇繫帶處，能總督一身之陽經，爲陽經之海。《針灸大成》說：通過練功，「引督脈過尾閭，而上升泥丸；追動性元；引任脈降重樓，而下返氣。二脈上下，旋轉如圓，前降後升，絡繹不絕」。如此，「任督一通，百病全除」。堅持本功法鍛鍊，對任、督脈循行所經過的臟器疾患，尤其是氣管、食道、心、胃腸、泌尿生殖系統、肛門、脊柱疾病及神經衰弱等，有較好的防治作用。

(一) 姿勢

採用站式、坐式、臥式均可，以坐式爲常用。

(二) 操作

採用腹式逆呼吸法，以鼻吸氣，用口呼氣。從呼氣開始，呼氣時唇微開，齒微扣，舌抵下齒齦。小腹膨隆，全身放鬆，用意念輕輕引氣，使氣下沉丹田。引氣下沉要逐漸進行，不要勉強用力，慢慢地可以感到每次呼氣都會有一股暖流送下丹田。練功經過一段時間後，會出現腸胃運動加強的現象。吸氣時用鼻吸入，輕閉口，齒扣合，舌抵上腭，小腹自然回縮，兩足趾收縮，輕輕提攝肛門。一呼一吸均要求緩慢輕勻，綿細悠長。

呼氣時氣沉丹田，練習日久，會在丹田處產生一股溫暖的氣團，輕柔地活動。這時可以意守丹田，不要用意太多地往小腹送氣。

當意守丹田一段時間以後，丹田真氣就會充實，小腹氣足，會陰會有跳動感，後腰發熱，這時真氣自然發動，即沿督脈上行，意念隨著真氣運行，由丹田，經會陰、肛門、尾椎、脊椎、後項，直達頭頂上丹田中。

在丹田產生明顯的真氣感時，在意與氣相合的過程中，呼氣則心想氣由頭頂經胸部入腹降入下丹田，吸氣則心想氣由督脈上升入上丹田。這時要「形鬆意鬆，以意領合氣」，不能用力。當真氣自會陰上行達尾閭時，即輕提肛門，使其能順利地通過尾閭關。當真氣上行至兩肩胛正中綫時，即使胸向前，兩肩胛微微向後撐，使其能容易地通過夾脊關。當真氣上行到後項枕骨後正中的玉枕關時，可以閉目內視頭頂，使其方便地通過，上行至巔頂，入腦到上丹田。這種真氣通任督的運行，各人情況不一。有的真氣充足，一次即把三關打通，也有的需要反覆多次方能打通，不要刻意追求。

靜坐片刻後，兩手互搓至熱，擦丹田一百八十下，抱住臍部；接著將拇指背擦熱，拭目十四次，以去心火；擦鼻三十六遍，以潤肺；擦耳十四遍，以補腎；擦面十四遍，以健脾。雙手鳴天鼓數次，然後兩手舉過頭，合掌作揖狀三次，慢慢呵出濁氣四、五口，以鼻吸清氣，雙手抱肩，按摩轉動數遍，手擦玉枕二十四次，擦腰眼和足各一百零八次。

六、六字訣

六字訣是一種由六種特殊呼氣法組成的靜功養生法。本功法的特點是呼氣時分別發六個字的字音以疏通和調和相關臟腑的經絡氣血，從而達到祛病健身的目的。

堅持本功法鍛鍊，對冠心病、高血壓、肝炎、胃腸炎、氣管炎、糖尿病、神經衰弱、骨質增生等慢性疾病均有一定的防治功用。

在南北朝時期，陶弘景編纂的《養性延命錄》中，即有「納氣有一，吐氣有六者，謂吹、呼、嘻、呵、噓、呬，皆出氣也」的記載。其後，代代相傳，流派較多，近人馬禮堂對本功法有較深入的研究。

(一) 預備式

兩腳平行站立，與肩同寬，頭正頸直，虛腋，沉肩，墜肘，含胸拔背，全身關節肌肉放鬆，兩膝微屈，呼吸自然平穩。每變換一字都從預備式開始。

(二) 呼吸法

腹式呼吸。呼氣時，讀字、收腹、提肛、縮臀，腳趾輕微抓地，重心在兩腳跟；吸氣時，兩唇輕閉，舌舔

上腭，用鼻自然吸氣，腹部隆起。此爲「踵息法」，六個字都用此法呼吸。每個字讀六遍(即六次呼吸)。

(三)調息

　　每個字讀六次後，調息一次。吸氣時，兩臂從前方抬起，手心向下；待平舉時，翻掌，手心向上，向胸部劃弧，同時開始呼氣，兩手向腹部順氣。恢復預備式。

(四) 噓字訣

1. 口型
兩唇微合，舌尖向前伸而兩邊向中間微捲。

2. 動作
　　兩手重叠(男子左手在裏，右手在外，女子則相反。下同)，內外勞宮穴相對，以魚際穴壓住肚臍，勞宮穴正對丹田。呼氣時讀「噓」字，兩眼盡力睜大，並內視肝區。呼氣盡後自然吸氣。反復做六次。肝臟熱邪而見的目赤多淚，肝木克脾土引起的食欲不振，以及兩眼乾澀，頭目眩暈等患者，宜練此功。

(五) 呵字訣

1. 口型
嘴半張，舌舐下腭。

2. 動作
　　兩臂從側前方自然抬起，鬆肩，沉肘，腕自然，手心向下，翻掌手心向上，開始呼氣並讀「呵」字，兩手

向胸前劃弧，徐徐下按至腹部，呼氣盡，恢復預備式，自然吸氣，重複上述動作，連做六次。心悸、心絞痛、失眠、健忘、出汗過多、舌體糜爛、舌強語蹇等症患者，均可練此功。

(六) 呼字訣

1. 口型

撮口如管狀，舌放平並用力前伸，牽動由冲脈上升之氣從口噴出。

2. 動作

隨吸氣，兩手提至腹前，手心向上，右手繼續上提到胸前並翻掌，手心向外，自然讀「呼」字，右手向上托起，同時左手翻掌，手心向下，自然按至身體左側，呼氣盡；隨吸氣右手翻掌，手心向裏，右臂慢慢下落，左手上舉，兩手在胸前交叉，右手在外，左手在裏，爾後，左手翻掌，向上托起，右手翻掌，順勢下按，再次讀「呼」字。如此兩手一手舉托一手下按，配合呼吸，連續六次呼吸而止。脾虛氣弱而見腹脹、腹瀉、水腫、肌肉萎縮、食欲不振、便血、女子血崩、四肢疲乏等，都可用本法治療。

(七) 呬字訣

1. 口型

兩唇微向後收，上下齒合而有縫，舌尖頂住其縫隙發音。

2．動作

　　兩臂向腹前抬起，兩手如捧物到膻中穴處，翻掌，兩手心向側前方推出。翻掌的同時開始讀「呬」字，呼氣盡，兩臂自然下落，然後重復上述動作，連做六次。感受外邪而見發熱咳嗽，痰涎上湧，背痛怕冷，呼吸急促而氣短，及肺腑本身的各種疾病，皆可習練本法以防治之。

(八) 吹字訣

1．口型

　　口似閉非閉，兩嘴角微向裏縮，舌向前挺，微有縮意。

2．動作

　　兩臂自然抬起，在胸前環抱，兩手虎口撐圓，指尖相對，同時呼氣讀「吹」字，身體下蹲，兩臂抱球自然下落，上體保持正直，足趾抓地，膝蓋與足尖相垂，兩手繼續下落，過膝後自然下垂，下蹲之深度以保持提肛不鬆爲宜。身體隨吸氣慢慢站起，重複六次。吸氣時，放鬆足趾。

　　腰腿無力或冷痛，目澀健忘，潮熱盜汗，頭暈耳鳴，男子遺精或陽萎早泄，女子夢交或宮寒，牙根鬆動，頭髮脫落等症患者，皆可練本法。

(九) 嘻字訣

1．口型

兩唇微啓，稍向裏扣，舌平伸而有縮意。

2. 動作

兩手上托至膻中穴，隨著呼氣讀「嘻」字，翻掌上托，呼氣盡，兩臂旋轉，手心向裏，隨著吸氣，兩臂沿胸前下落，至小腹，恢復至預備式。連做六次。

三焦不暢，氣機阻塞而見的耳鳴、眩暈、喉痛、咽腫、胸腹脹悶、小便不利等症患者，可採用本功法鍛鍊。

七、因是子静坐法

因是子静坐法是近人蔣維喬編訂的一套静坐養生保健療法。

堅持本功法鍛鍊，對常見的慢性支氣管炎、哮喘、肺結核、肺氣腫等呼吸系統疾病，慢性胃炎、胃及十二指腸球部潰瘍、慢性結腸炎、胃腸功能紊亂等消化系統疾病，以及前列腺炎、遺精、陽萎、痔瘡、脫肛、神經官能症、高血壓病等，均有較好的防治效果。

(一)調身

1. 功前調身

學習静坐的人，平時行住坐臥必須極其安祥，若舉動粗暴，則氣也隨之而粗，心意輕浮，必定難以入静，故應隨時注意心、身、氣息的調攝。

2. 功中調身

或在床上，或在特製的坐凳上，寬衣解帶，從容入坐。兩脚或單盤，或雙盤，亦可自然盤坐。兩手以右掌背叠在左掌上面，貼近小腹，輕放腿上。身體作左右搖動七、八次，然後端正其身，脊骨勿挺勿屈，頭頸端正，使鼻與臍的垂直綫相對，不低不昂。開口以吐腹中濁氣，吐畢，舌輕抵上腭，由口鼻徐徐吸入清氣三至七次。閉口，唇齒相著，舌體輕抵上腭，輕閉雙眼，正身端坐。若坐久微覺身體有俯仰斜屈，應隨時輕輕調正。

3．功後調身

坐畢之後，開口吐氣十數次，使身中熱氣外散，然後慢慢搖動身體，再動肩胛及頭頸，再慢慢舒放兩手兩脚；再以兩大指背互相摩擦生熱，擦兩眼皮，然後閉眼，再擦鼻部兩側；再以兩手掌相搓令熱，擦兩耳輪，再整片撫摩頭部，以及胸、腹、背、手臂、腿足，至足心而止。待汗出至乾時，方可隨意活動。

(二) 調息

1．功前調息

在平常的時候，應該注意鼻息的出入不可粗淺，要從喉、胸漸達腹部。

2．功中調息

在入坐時，息不調和，心就不定，所以必須使呼吸極緩極輕，長短均勻。初練時呼吸不調和的話，可用數息法，反覆練習，久之純熟，呼吸自然就會調和。

3．功後調息

坐畢，開口吐氣，待身中温熱降低，回復到平常狀態之後，才可隨意活動。

(三) 調心

1. 功前調心

平時一言一動，總須把意放在心內，勿令馳散，久之自然會將妄心調伏。

2. 功中調心

在入坐後，每有兩種景象：一是心中散亂，支持不定；二是心中昏沉，容易瞌睡。一般初學靜坐的人，每患散亂；練習稍久，妄念減少，就容易昏沉。治散亂的方法，就是放下一切，不予理睬，專心一念，存想小腹中間，自然能夠慢慢安定下來；糾正昏沉的毛病，可提起意念，注意鼻端，使精神振作，即可避免。也可用數息法，使心息相依，則散亂與昏沉都可解決。

3. 功後調心

坐畢以後，也要注意調攝，勿再胡思亂想。

練功至相當程度時，丹田發熱及有微動，可有一股熱氣衝擊尾閭。先通尾閭後，即上夾脊關。兩關通後，要有耐心，用功不間斷，能衝開玉枕關。這樣一股熱氣從後上轉，盤旋頭頂而上，由顏面至鼻口，分兩路而下，至喉嚨會合，由胸下至丹田。如此則每入坐，這股氣就前後流轉。練功到一定程度時，它會依腰圍而旋轉，譬如左轉三十六，右轉亦三十六，很有規律。還會使冲脈、陰蹻、陽蹻、陰維、陽維八脈全通，全身氣血

流行無滯，疾病就無從發生。

八、真氣運行法

真氣運行法由近人李少波根據《黃帝內經》理論，吸收古代多種養生治病經驗，結合自身實踐，加以總結整理而成的。

該功法通過集中思想，調整呼吸，培養真氣，貫通經絡，以促進陰陽氣血調和，新陳代謝旺盛，從而達到防病治病、延年益壽的目的。

本功法對於各種慢性疾病均有較好的治療效果。感冒、支氣管炎、咽喉炎、慢性鼻炎、食道炎、胃炎、胃潰瘍、胃下垂、肝炎、肝硬化、膽結石、結腸炎、胃腸神經官能症、腸粘膜、腎炎、陽萎、早泄、遺精、月經不調、性欲低下、神經衰弱、失眠、健忘、癔病、焦慮症、高血壓、冠心病、類風濕性關節炎及某些惡性腫瘤等患者，均可採用本法鍛鍊。

(一) 姿勢

1. 坐式

坐式有盤腿和垂腿兩種姿勢，主要按照個人習慣和環境條件自行選擇。一般認為盤腿坐過於形式化，易麻腿，採用垂腿坐式，即坐椅凳上練功，較為便利。

盤腿坐式

雙盤式：是把左脚放在右大腿上，再把右脚搬於左

大腿上，兩手相合置於小腹前。這個坐法是爲了坐得穩固，不易動搖，但沒有相當功夫不易做到。

單盤式：把右腿放在左腿上，或把左腿放在右腿上，手勢如前法。這比雙盤式易於做到。

自由盤腿：將兩腿互相交叉而盤坐，手勢同前法，是一般人習慣用的坐式。

垂腿坐式

坐在高低適宜的椅凳上，以坐下來大腿面保持水平爲度，小腿垂直，兩腳平行著地，兩膝間的距離以能放下兩拳爲準。兩手手心向下，自然輕放在大腿上。兩肩下垂，腰須直，勿用力，不挺胸，頭正，下頜略向後收，頭頂如懸，不仰面。體態以端正自然爲標準。

2. 臥式

取側臥位，右側著床，伸直右腿，内屈左腿，右臂屈肘，將右手置於頭之前下側枕上，左手放在左胯上。此式適宜於病體衰弱不能坐者採用。

3. 站式

站式有多種姿勢。這裏只介紹一種方便易行的姿勢，以作爲坐功之輔助功：兩腳平行開立，與肩同寬，兩手覆於丹田(左手掌心覆於丹田，右手掌心覆於左手背上)。鬆肩垂肘，含胸拔背，虛心實腹，其它要求同坐式。

4. 行式

行路或散步時，目視前方三五步處，意守鼻尖，神不外馳，按行路的速度兩步一吸兩步一呼，或三步一吸

三步一呼。如能長期堅持此法，對走路很有幫助，可以久行不倦。

(二) 呼吸與意念

採用鼻吸鼻呼法，練功初期，意念只須注意呼氣，盡量做到深、長、細、勻，吸氣時任其自然，勿用意念。隨著練功的深入，呼吸和意念作適當調整。

(三) 五步練功法

1. 呼氣注意心窩部

準備好練功了，就要縮小視野，心不外馳，注意鼻尖少時後，閉目內視心窩部，用耳細聽自己的呼吸，使之不發出粗糙的聲音，在呼氣的同時，意念隨呼氣趨向心窩部。吸氣時任其自然，不要加任何意識控制。再呼時仍如前法，久久行之，真氣即在心窩部集中起來。這也是排除雜念的好方法。如果還是雜念紛擾，可用數息法，呼氣時默數一，再呼氣時默數二，這樣一直數到十，再從一到十反復數之，直到雜念消失。

呼氣時真氣下入丹田。為了達到氣沉丹田的目的，所以必須注意呼氣。初學者往往思想不集中，雜念一起，即行打斷，屢起屢斷，但堅持一至二周，自然就能克服了。

每日堅持早中晚三次練功，每次二十分鐘。如能每天在固定的時間練習，養成習慣，對穩定思想更有幫助。沒有定時的條件也不要緊，只要認真練習就行，認

真練習，十天左右即可完成第一步功。開始幾天由於不習慣，姿勢不够準確，會感到頭暈，腰背酸困，呼吸不自然，舌尖抵不住上腭等，這都是必然的現象。不要有顧慮，只要堅持鍛鍊，慢慢就會自然。一般練功到三至五天，即感到心窩部沉重，五至十天，每一呼氣時即感到有一股熱流注入心窩部。這是真氣集中的表現。

2. 意息相隨丹田趨

當第一步功做到每一呼氣即覺心窩部發熱時，就可以意息相隨，在呼氣時延伸下沉的功夫，慢慢地一步步自然向小腹丹田推進。但不要操之過急，如果用力過大，産生高熱也不舒服。

每日練習三次，每次二十五分鐘或半小時，十天左右就可氣沉丹田。氣沉丹田的反應是每次呼氣都感到有一股熱流送入丹田。往往小腹汩汩作響，腸蠕動增強，矢氣的現象增多。這也是真氣到小腹，腸功能發生改變，驅逐邪氣的一種表現。由於真氣已通過胃區，脾胃功能已有改善，真氣沉入丹田後，周圍臟氣如大小腸、膀胱、腎等都逐步發生生理上的改善，一般感到食欲增進，大小便異常現象有不同程度的改善。

3. 調息凝神守丹田

當第二步功做到丹田有了明顯的感覺，就可以把呼吸有意無意地止於丹田。不要再過份注意呼氣往下送，以免發熱太過，耗傷陰液，犯「壯火食氣」之病。呼吸放自然，只將意念守在丹田部位，用文火溫養，取「少火生氣」之義。

　　每日練功三次，每次增至半小時以上。這一段是在丹田培養實力階段，需要時間較長，四十天左右可以感到小腹充實有力。由於任脈通暢，心腎相交，中氣旺盛，因此心神安泰，睡眠安靜。凡心火上炎，失眠多夢，以及心臟不健康的疾患都會有所好轉。脾胃功能、腎功能都有增強。

　　基於第二步氣沉丹田，小腹發熱明顯，十幾日後小腹內形成氣丘，隨著功夫的增長，氣丘也越來越大，小腹的力量充實。待有足夠的力量，即向下游動，有時陰部作癢，會陰跳動，四肢有時活動發熱，腰部發熱等。以上感覺出現的遲早也因人而異。

4.通督勿忘復勿助

　　意守丹田四十天左右，真氣充實到一定程度，有了足夠的力量時，即沿脊柱上行。在上行的時候，意識隨之上行，若行到某處停下來，即不要刻意向上導引。上行的快慢基於丹田力量的大小，若實力尚不足，它就停下來不動，待丹田力量再充實，自然繼續上行，若急於通關，努力導引，會與丹田力量脫節，反而有害。因此須任其自然。如果上行到玉枕關通不過，內視頭頂就可以通過了。

　　在時間上，每天可酌情增加坐功次數，每次時間也應延長到四十分鐘或一小時左右。因每個人的情況不同，有的人一剎那間就通過了，這樣通過的力量都很猛，震動也很大。有的須經數小時或數天才能通過。大多數是一周左右。督脈通暢後，一呼真氣入丹田，一吸

真氣入腦海，一呼一吸形成任督循環，古稱「小周天」。凡由於腎精虧損和內分泌紊亂所引起的頭暈耳鳴，失眠健忘，腰酸腿軟，月經不調，精神恍惚，易喜易怒，心慌氣短，性欲減退等神經官能症症狀，都可以得到改善。長期堅持，可望康復。一般人的表現是身體輕捷，精力充沛。

練本步功，在第三步的基礎上，丹田充實，小腹飽滿，會陰跳動，後腰發熱，命門處感覺真氣活躍，即「腎間動氣」自覺有一股力量沿脊柱上行，這種活動現象是因人而異的。有些人真氣培養充足，一股熱力直衝而上，勢力很猛，一次通過督脈。有的行行住住，數日方可通過。有的隨呼吸上下活動，逐漸上行。在督脈未通之前，背部常有向上拔的樣子，如向後傾可以及時將身體調整一下。頭部周圍拘緊，有時沉悶不適，這是通督脈之前必有的現象。有些人遇到這種情況，常產生懼怕心理，不敢再練，導致前功盡棄。在這一階段中，必須堅持加功，不可疑慮放鬆，一旦督脈通過後，自然輕鬆愉快。

5. 元神蓄力育生機

原則上還是意守丹田。丹田是長期意守的部位。通督以後，各個經脈都相繼開通，如頭頂百會穴處出現有活動力量，也可意守頭頂，可以靈活掌握，所謂「有欲觀竅，無欲觀妙」，也就是在練功不同階段的思想處理方法。

每日三次，每次一小時左右或更長，總之時間越長

效果越好。約一個月左右的時間各種觸動現象才能逐漸
消失。

　　在通督脈的前後數十天內，渾身常有似電流竄動，
皮膚發麻發癢猶如蟲蟻爬行。眉心鼻骨緊張，環唇麻
緊，身體有時溫熱，有時涼爽，皮膚隨呼吸而動，吸時
向裏收合向上浮起，呼時向外擴放向下沉降，有時輕浮
飄渺，有時重如泰山，有時無限高大，有時極度縮小，
有時身軀自發運動等，這些都是經絡暢通、內呼吸旺
盛、真氣活躍的表現。

　　練至這一境界，身體的各種感覺，尤其丹田與百會
穴互相吸引的磁性力量，說明大腦皮層的本能力量增
強，內分泌協調旺盛。功夫越深，這種力量表現得越明
顯，它對人體的生理活動機能的調節就更好，真氣也就
更加充實，不斷地補償和增強身體的代謝機能，可充分
發揮機體的潛在能力。因而活力旺盛，抗病免疫力提
高，一般致病因素就可大大減少或避免。原有的沉疴痼
疾也可得到改善或痊癒，達到身心健康，益壽延年的目
的。

(四) 收功

　　每次練功結束前，先放鬆意念，手掌相對搓擦至
熱，如洗面狀摩面數次，使精神恢復常態後，然後慢慢
起身活動。

　　注意：

　　❶ 練本法需要有一個安靜的環境，練功的過程中

要避免干擾、排除雜念、集中思想。

❷ 不要在大饑、大飽、大怒、大驚等情志衝動時勉強練功。當風、雨、雷時暫勿坐練。

❸ 意守丹田是真氣運行法始終保持的一個準則，因爲丹田是真氣匯集之處，是生命的本源之地，因此始終不能離開它。注意心窩部是集中真氣貫通任脈，使真氣更有效地集中於丹田。當丹田之氣充實到一定程度，會自然地順著經絡運行。這種運行的力量是基於丹田力量的大小而決定的。勿用意識導引，任其自然，要行則行，要止則止。主觀導引不但無益，反而會出偏差。

❹ 練功稍一深入，由於真氣的活動，經絡的開啓，身體各部分就會發生各種觸動現象，如有時覺得身體很高大，有時覺得身體很矮小；有時感覺身體輕飄飄，有時覺得身體沉如巨石；有時心腎間發涼，有時心窩、丹田、腰肢等處發熱；有時覺皮膚發癢，有時身體某部有蟻走感、觸電感、跳動感，這些都是真氣在體內不同形式活動的表現，不要驚慌失措，不必好奇追求，約一個月後，各種動象漸會自然平息。感覺甚者，只要有意識注意一下丹田就能平復了。

九、銅鐘功

銅鐘功是流傳於溫州一帶的靜功功法。它採用站式，兩手分開，狀如銅鐘，故名。

堅持銅鐘功鍛鍊，對胃及十二指腸潰瘍、腸胃功能

紊亂、膽囊炎、高血壓、糖尿病、心臟病、肺結核、神
經官能症、關節炎等均有一定的治療作用，無疾者常
練，能防病強身，延年益壽。

(一)姿勢

正身站立，兩腳八字分開，闊與肩齊，腳底前後平
衡踏地。兩腿自然伸直，膝挺直不屈，不可用力。

頭正神定，目光平視，胸微內含，背脊拔起，立身
中正，尾閭內收。

兩手向左右分開成四十五度角，手距身腰約尺許，
手掌向下微向後，手心如扼物狀，大拇指和食指分開如
蛇口狀。此二指指尖下垂，餘三指稍含，指間微寓起
意。

(二) 呼吸

鼻吸口呼。

(三) 意守

姿勢擺好後，身體四肢不動，全身肌肉關節放鬆，
摒絕外界干擾，排除內心妄想，思想集中，調勻呼吸，
氣按丹田，神貫元首，眼神不動，要求做到視而不見，
聽而不聞，口唇輕閉，舌任其自然，不要舐住上腭，口
內生津汩汩吞咽，咽時用意送入丹田。

(四) 收功

　　每次練功時間，一般二十至三十分鐘，收功時兩手緩緩放下，兩腳膝關節作伸屈活動，同時作鼻吸口呼深呼吸數次。

　　手放下後，兩手臂即一反一復緩緩活動十多次，恢復自然呼吸。

十、虛明功

　　虛明功，因其高級階段可達虛極致明的境地，故名。

　　虛明功由調身、調氣、調神三部分組成。在鍛鍊中，調身、調氣、調神視病症而有所不同，辨證運用，能收到袪病健身的效果。凡高血壓、冠心病、神經衰弱、震顫性麻痹等疾患，調身方面可選仰臥式或坡臥式，調氣方面可選擇降氣呼吸法或聚散呼吸法，調神方面可選作念、意守運丹法進行鍛鍊。凡胃下垂、胃粘膜脫垂、慢性胃炎、潰瘍病等疾患，調身方面可選用側臥式或曲膝仰臥式(胃下垂取曲膝臀高仰臥式，胃粘膜脫垂取左側臥式)，調氣方面可選周天升降呼吸法或聚散逆式呼吸法，調神方面可選作念、意守運丹法進行鍛鍊。凡糖尿病、支氣管哮喘、慢性腎炎等疾患，調身方法可選坐式或坡臥式，調氣方面可選以命門區爲中心的聚散呼吸法，調神方面可選作念、意守丹田或意守運丹進行鍛鍊。

虛明功的具體練法，田宏計先生曾有詳細介紹，《中國醫學百科全書‧氣功學》曾作氣功功種功法推薦。

(一) 調身

基本姿式有坐、臥、站、行、散五種。

(二) 調氣

分爲三段六步，即築丹、運丹、鎮丹三階段和調息、息調、運息、息和、歸息、息息六步息法。

1. 築丹

築丹爲第一階段，是借助後天呼吸而培育先天真氣的過程。築丹階段包括調息、息調兩步息法。

調息

調息爲練功之首務，共有四法。

吐故納新法：每次功初，身、息、神都要經過一個或長或短的動靜轉化過程，故初上功時，必先調和軀體，以安其身，然後開口徐徐吐氣，意想體內濁穢氣質脫口而出，再以鼻吸氣，意想清潔之氣納入體內。此法以吐故爲主，納新爲輔，以利於心平氣和。吐納幾遍或數十遍，當吐納流利、氣息平和後，即練靜呼吸法。

靜呼吸法：調息之初，不可硬性改變呼吸形式，其長其短，其速其緩，不可強行控制，應以自然爲原則，和順爲要求，在氣息暢達流利的基礎上，用意不用力，輕靈巧便地進行誘導調練，逐漸把氣息引進到「出入綿

綿，匀細靜適」的地步。此後，即可進行數息。

數息法：數息爲意守呼吸的初步功夫，對初練者既可調整呼吸，又能攝心斂意。數其吸氣，或數呼氣，由一至十，或至一百，意專於數，周而復始。數息既是意守呼吸的一種形式，因此，數息前務要通過靜呼吸法鍛鍊，把呼吸「調柔致細，引短令長」，使呼吸達到「出入綿綿，匀細靜適」的地步，方可數之。否則，不獨不得其益，反受「風」、「喘」、「氣」三相之擾，而招致心煩意亂之害。數息純熟，則心息相依，意念專一。此後，再換隨息法。

隨息法：該法是意守呼吸的一種常用形式。意念既隨吸氣，又隨呼氣，隨息時則不論吸氣、呼氣，都宜引氣下行。隨息純熟，則氣息綿密，意氣相隨，綿綿徐徐，靜緩入於腹內丹田。隨息功滿，則調息練成。此時，心境恬靜，丹田蘊育之真氣萌生。而後，再進行息調鍛鍊。

息調

息調爲築丹階段的第二步工夫，和調息相比，則深入一步。調息鍛鍊，是由後天口鼻呼吸向先天真氣呼吸轉化的過程，同時又是以調練後天呼吸爲主的階段。息調是在調息的基礎上，通過凝神寂照，溫煦下元，丹田蘊育的真元內氣，由隱而顯，由散而凝。當氣凝成象後，則於丹田任運，或上或下，或內或外，活潑流利，調和自如。此時，雖不著急於調息而其息自調，故名息調。息調時，心境坦然，怡樂陶然。意緣於息調，遠比

意守調息寂然。

2. 運丹

運丹是指真元內氣迭運自如而言，爲第二階段。運丹階段包括運息、息和兩步息法。

運息

運息又稱神馭氣行法。息調功滿，真元內氣顯現成象。此時氣戀其神，神馭其氣，神行氣也行，神住氣也住，神導氣行，運行不離，此即所謂神馭氣行法。常用者有以下四種。

神馭氣行會陰法(聚散呼吸法)：先天之息，始於腹內丹田，不論吸氣呼氣，皆宜以神馭氣，綿密而運。吸氣時，氣隨膈肌降落抵會陰而止，日久氣聚腰骶，聚中有散，散無止處；呼時，繼吸氣之散而散，因病之需，也可吸則氣由外圍聚充丹田，呼則彌散。爲了加強實腹效應，吸時尚宜配合提肛收腹動作(逆式呼吸)。意會真元內氣聚散之變，令人意恬神怡，誠爲一種理想息法。

神馭氣行足踵法(降氣呼吸法)：鍛鍊時，以神馭氣，由腹內丹田降於足踵或湧泉；也可漫起巔頂之上，散終足踵之下。氣之降運，有時僅在肢體某一局限範圍內進行。降氣之始終點，不必拘泥分寸，宜靈活掌握。唯降運時務要降散相輔，靜適相佐。降氣法通常配合口鼻呼吸進行，配合方式分爲呼降吸降法：即頭神馭氣，不論吸氣呼氣，皆分別將氣降於足踵或湧泉，進行時尚可配合腳趾動作，即吸則輕抓，呼則舒放，也可只進行意念抓放；呼氣降氣法：即以神馭氣，只隨呼氣降運於

下；呼吸分段降氣法：即以神馭氣，隨吸氣降至腰骶，
隨呼氣再繼續降之。

　　神馭氣行三田法(丹田呼吸法)：三田，指氣海、會
陰、命門鼎足丹田。神馭氣行三田法，以揉爲要訣。揉
義有二：有揉順三田化而爲一之意，又有鍛鍊調揉真
氣之意。行丹田呼吸法時，將外散之氣復收歸於丹田進
行調揉。使馴熟之氣，進一步充實，從而爲進陽衝關蓄
集動力。具體方法是：以神馭氣，在丹田往返作揉，揉
之始點，起自氣海，隨吸氣揉至會陰，稍停，再換呼
氣，由會陰逾命門揉至氣海。如是周而復始，綿密作
揉，日久，三田揉順融匯，而成三位一體之大田。

　　神馭氣行任督法(周天升降呼吸法)：此法即元神駕
馭真元內氣沿任督二脈任運不息之謂。需在自然原則
下，遵循一定程序去鍛鍊。程序包括調息淨慮、凝神寂
照、聚散充氣三個步驟。通過調息淨慮，達到靜篤致
虛，以實現虛靜基礎上的念住神凝。通過凝神寂照，達
到聚精化氣，以實現杳冥恬淡中的真氣來復。通過聚散
充氣，達到頤養真氣，以實現純清前提下的真元充盈。
當氣充盈後，自然進陽衝關，而行周天之運。呼吸配合
和意念誘導，有兩種方式：一是不配合呼吸和作念誘
導，只強調凝神寂照，日久自然氣復衝關相運；一是在
自然基礎上，通過口鼻呼吸的巧妙配合和作念誘導，以
加快程序進展，早日實現任督相運。可採用呼降吸升方
式，即呼氣時以神馭氣，沿任而降，吸氣時循督而升。
也可採取呼升吸降方式。配合方式迥然不同，但效果無

異，可因人選擇一種鍛鍊。循行路徑，即任督二脈之連綫。運行時心境恬淡，唯覺丹田真元内氣奪水火尾閭關，過夾脊轆轤關，透腦後玉枕關，達巔頂泥丸宮，貫眉間祖竅穴，渡口中鵲橋路，下氣喉重樓處，抵心下一寶殿，返腹内下丹田。沿此路徑，周而復始，相運不息，即神馭氣行任督法。

息和

息和爲運丹階段的第二步息法。和者，和諧好合之謂。運息時，雖氣運百脈而無阻，但僅限於己身小天地之中，唯賴氣和之大氣化作用，方能和合内外，悉備天地精華，而達浩然之境。息和時，息相綿融，開闔内外。開則彌散六合，融融浩然；闔則合聚一微，幽幽寂然。此爲大氣化之象，天人相應之果。息和日久，物我和合，渾元一氣，不見内外諸物，但顯圓陀輕盈之相。

3. 鎮丹

至第三階段，先天真氣調練純淨，由動轉寂，稱爲鎮丹。鎮丹階段包括歸息、息息兩步息法。

歸息

歸息含義有二：一爲神氣歸一，二爲氣得歸宿。歸息時，要求凝神住念，寂照圓陀氣物，日久漸漸氣物似神非神，似氣非氣，神氣歸一，靜篤虛明。

息息

息息即息住其息而言。神氣歸一，其息自息，故歸息功滿，息息自圓。息息是虛明功的至上息法，可謂調氣的極功。

（三）調神

是通過意念、作念、定景等手段進行心神調練。

1. 意守法

意守呼吸法：初練功者，常常雜念橫生，思緒萬千，無法淡化控制，令人苦悶至極。此時務要心境平靜，切忌心生煩躁、怨天尤人，應聚精會神，貫注於呼吸之調練。無意守素養者，一般不宜先行意守丹田。因初練者之丹田空空如野，真元隱匿，不易收心住念，調息時，既有具體呼吸形式可察，又有清晰在內運動可覺，所以意守呼吸遠比意守丹田易於收斂思緒。顯然，意守呼吸得氣功入門之捷徑。具體方法是用意輕輕體會呼吸運動形式，及所導致的主觀感覺。

意守丹田法：丹田的含義和部位，衆說不一。虛明功的丹田主要指下腹丹田，其部位在神闕、命門、會陰三穴之間，範圍較大，是指神闕、命門和會陰包括在內的一個圓形空間。意守丹田，即用意念輕守腹內的一個圓形體積或以小腹中心爲圓心的一個圓形面積。意守時萬莫把丹田視爲一小小穴竅而拘泥分寸，以免陷入極端。

意守運丹法：意守運丹，即意守真元內氣任運之形象或感覺。由於運行途徑與部位不同，其形象和感覺各異。

意守通體法：通體者，互合一體之謂，非總遍全軀之義。意守通體即意守調氣中「息和」之相。

意守虛明法：虛明乃矛盾之統一體，虛、明之間，存有相互對立統一的關係。神明寂照爲虛，虛非寂滅頑空，杳杳冥冥，其中有明；神明妙用爲明，明非生智攀緣，晶瑩湛然，虛爲其宗。虛中含妙用，故虛即明；明從虛中生，故明即虛。虛明者，必不爲二，亦虛亦明，虛明交融。意守此相，即謂意守虛明。

2. 作念法

作念是自我構念而言。功中依據治病、保健、功候之需，自我能動地構成某種特有內容的意念活動，並篤信物我之間發生著和作念內容相一致的變化。作念是調練心神的重要手段之一，不但能主動地克制雜念，並可以能動地調整與改造機體的機能狀態。作念內容有喜笑念、憎愛念、癒病念、散適念、幽美念、虛明念等等。

第四章　常用動功

一、五禽戲

五禽戲是古老的仿生導引方法。它共五節，仿照虎之威猛、鹿之安祥、熊之沈著、猿之靈巧、鳥之輕健，外動內靜，動中求靜，舒經活血，壯骨強筋，通利關節，補養臟腑，調養精神，達到袪病強身、延年益壽的目的。

本功法由西元三世紀時期的華佗創編，故常叫作「華佗五禽戲」。史書介紹，華佗曉養生之術，年且百歲，而容貌猶有壯像。他強健長壽的原因，與他重養生，致力於吸取前人養生經驗，創編五禽戲是分不開的。其學生吳普，採用這一鍛鍊方法，也能「年將九十，耳不聾，目不瞑，齒牙完堅，飲食無損」。

本功法可以全套都練，也可分開來鍛鍊，一次練一節。但不管採用哪一節，都當注意調息、調身、調心，及動作的自然。

調息，即注意呼吸的調節。呼吸要自然平靜，採用腹式呼吸，呼吸時腹部隨之起伏，呼吸均勻和緩。用鼻吸氣，用口呼氣；口唇輕合，舌尖輕抵上腭。

調身，即形體的調節。全身都要放鬆，不能僵硬、緊張，正立時要含胸拔背，兩膝微屈，兩手自然下垂於體側，中指輕靠兩腿側；兩目睜開，平視前方。

調心，要排除雜念，保持情緒的輕鬆樂觀，精神專注，根據各戲意守要求，將意念集中於意守部位，做到意氣相隨。

動作自然，各戲動作，模仿禽獸，動作應自然舒展，不僵硬、做作。

五禽戲鍛鍊不過分強調場地，但以選擇空氣新鮮、樹木較多處爲佳。

近代練功實驗證明，堅持五禽戲鍛鍊，對一些老年人常見的高血壓、冠心病、神經衰弱、肺氣腫、消化不良等病症能得到很好的預防及防止復發作用，對提高健康水平，延長壽命有一定的效果。

(一)虎戲

1. 預備式

自然站立，兩脚根靠攏，成立正姿勢；兩手自然下垂，輕靠兩腿側；含胸拔背，頸部豎直；口唇微閉，舌抵上腭；兩眼睜開，平視前方；全身放鬆，息心靜慮；自然呼吸，鼻吸口呼，均勻細長；意守命門。

2. 左式

兩腿慢慢向下彎曲，成半蹲姿勢，身體重心移至右腿。

左腿跟稍稍抬起，輕靠右脚踝關節處，脚尖虛點地

面。

　　與此同時，兩手握拳，提至腰部，拳心向上。

　　頭慢慢向左側轉動，雙眼平視左前方。

　　慢慢吸氣，兩拳沿著胸部向上伸舉，舉至正對口時，徐徐呼氣，拳向外翻，同時十指張開變掌，掌心朝前，向前方推按。

　　在兩拳上舉、翻掌的過程中，左脚向左前方斜跨一步，右脚隨之跟進半步，兩脚前後相對，相距一尺左右，身體重心在右脚，左脚點地，成左虛步，眼看左手食指尖。

3. 右式

　　左脚向前墊進半步，右脚隨之跟到左脚踝關節處，右脚跟稍抬起離地，脚尖虛點地；兩腿屈膝半蹲，成左獨立步。

　　兩手由掌變拳，收回到腰部，拳心向上。

　　頭慢慢向右側轉動，雙眼平視右前方。

　　慢慢吸氣，兩拳沿胸部向上伸舉，舉至正對口時，慢慢呼氣，拳向外翻，同時十指張開變掌，掌心朝前，向前方推按。

　　在兩拳上舉、翻掌的過程中，右脚向右前方斜跨一步，左脚隨之跟進半步，兩脚前後相對，相距一尺左右，身體重心在左脚，右脚點地，成右虛步，眼看右手食指尖。

　　應當注意：練此功法時，左右虎撲，次數不限，但手足動作與呼吸要協調一致。兩手翻掌向外推按，外推

中同時下按，配合兩腳的向前進步，推按宜用力，推步速度應稍快，以顯示虎撲時的敏捷、勇猛。動作要柔中有剛，剛中帶柔，剛柔相濟，不可呆滯、僵硬。

(二)鹿戲

1. 預備式

正身站立，兩腳分開，與肩同寬；兩手自然下垂，輕靠兩腿側；含胸拔背；兩眼微開，口唇輕閉，舌抵上腭；全身放鬆，息心靜慮，自然呼吸；意守骶骨部。

2. 左式

右腿屈膝，上身後坐，重心移至右腳。

左腳向前邁出一步，膝稍彎，腳跟懸起，腳尖點地，成左虛步。

與此同時，兩手一同前伸，掌心相對，肘微屈，左手在前，手腕彎曲，指尖下垂與頭平；右手在後，置於左肘內側部。

頭微轉向左側，兩眼看左手，轉動腰、胯、骶骨部，帶動手臂做逆時針方向旋轉，手臂轉大圈，骶骨轉小圈，上下一同旋轉，連轉數次後，恢復自然站立姿勢。

3. 右式

左腿屈膝，上身後坐，重心移至左腳。

右腳向前邁出一步，膝稍彎，腳跟懸起，腳尖點地，成右虛步。

與此同時，兩手一同前伸，掌心相對，肘微屈，右

手在前，手腕彎曲，指尖下垂與頭平；左手在後，置於右肘內側部。

頭微轉向右側，兩眼看右手，轉動腰、胯、骶骨部，帶動手臂做順時針方向旋轉，手臂轉大圈，骶骨轉小圈，上下一同旋轉，連轉數次後，恢復自然站立姿勢。

應當注意：練習本功法，要求仿效小鹿的心靜體鬆，姿勢舒展。其中轉動腰、胯、骶骨十分重要，手臂的旋轉是靠腰、胯的旋轉來帶動的。練功時要意守骶骨。

(三)熊戲

1. 預備式

自然站立，兩脚分開，與肩同寬；兩臂自然下垂，兩手輕靠腿側；鼻吸口呼，呼吸調和均勻；全身放鬆；意守臍中。

2. 左式

隨著呼氣，身體重心慢慢移到右腿上，左腿向左前方緩緩邁出半步，身體以腰為軸心，略向左轉，左肩向後外方舒展，臂肘微屈。

與此同時，屈右膝，隨上體的轉動，右肩向前下方晃動，手臂亦隨之下垂。

在做以上動作的同時，當配以呼氣動作，在呼氣過程中完成動作。

吸氣時身體稍稍右轉，人體重心由右腿慢慢移至左

腿，右脚處於左腿內側。

3. 右式

隨著呼氣，人體的重心慢慢移至右腿，右脚向右前方緩緩邁出半步，身體以腰爲軸心，略向右轉，右肩向後外方舒展，臂肘微屈。

與此同時，屈左膝，隨上體的轉動，左肩向前下方晃動，手臂亦隨之下垂。

在做以上動作的同時，當配以呼氣，在呼氣過程中完成動作。

吸氣時身體稍稍左轉，重心由左腿移至右腿，左脚收於右脚內側。

應當注意：上述左勢、右勢動作，互相交替，反覆晃動，次數不拘，但要注意意守臍中，氣沉丹田，動作要沉穩緩慢，模仿熊的憨厚動作。

(四)猿戲

1. 預備式

正身站立，兩脚分開，與肩同寬；兩手自然下垂，輕靠兩腿側；含胸拔背；兩眼微開，口唇輕閉，舌抵上腭；全身放鬆，息心靜慮，自然呼吸，意守臍中。

2. 摘桃式

兩腿慢慢向下彎曲，身體重心慢慢移至右脚，左脚向前輕靈邁出。

同時，左手沿胸前上舉，至口平時，向前如取物樣探出，待將達到終點時，手由掌變爪，手腕亦隨之自然

下屈。

身體重心慢慢移至左脚。

3. 攀枝式

右脚向前輕輕邁出一步，身體重心漸移至右脚，左脚隨之稍進，脚跟抬起，脚掌虛點地面。

同時，右手沿胸前上舉，至口平時，向前如取物樣探出，待將達到終點時，手由掌變爪，手腕亦隨之自然下屈；左手收回至左肋下。

身體重心慢慢移至右脚。

身體後坐，重心由右脚漸移至左脚，左脚稍往後退踏實，右脚亦隨之稍退，脚尖點地。

同時，左手沿胸前上舉，至口平時，向前如取物樣探出，待將達到終點時，手由掌變爪，手腕亦隨之自然下屈；右手收回至右肋下。

身體重心慢慢移至左脚。

應當注意：練猿戲，每前進兩步，後坐一步，左右交替，先左後右，再先右後左，可反復多次。練習時要表現出猿的善動，縱山跳澗，攀樹登枝，摘桃獻果的神態；要意守臍中，外練肢體的靈活，內練精神的寧靜。

(五)鳥形

1. 預備式

自然站立，兩脚根靠攏，成立正姿勢，兩手自然下垂，輕靠兩腿側；含胸拔背，頸部豎直；口唇微閉，舌抵上腭；兩眼睜開，平視前方；全身放鬆，息心静慮；

意守氣海。

2．左勢亮翅式

左腳向前邁出一步，右腳隨即跟進半步，右腳跟抬起，右腳尖虛點地，身體重心放在左腳上。

同時，兩臂自身前抬起，向左右兩側舉起，隨之深吸氣。

3．左勢落雁式

右腳向前進半步，與左腳相併。

兩臂自左右兩側下落，屈膝下蹲，兩臂在膝下相抱。

與此同時，作深長的吸氣。

4．右勢亮翅式

然後起立，恢復自然正站姿勢，右腳向前邁出一步，左腳隨即跟進半步，左腳跟抬起，左腳尖虛點地，身體重心放在右腳上。

同時，兩臂自身前抬起，向左右兩側舉起，隨之深吸氣。

5．右勢落翅式

左腳向前進半步，與右腳相併。

兩臂自左右兩側下落，屈膝下蹲，兩臂在膝下相抱。

與此同時，作深長的吸氣。

應當注意：練習本功法，要求意守氣海，動作與呼吸相協調，伸展時吸氣，屈體時呼氣，可連續做多次，次數不拘，但動作要求表現出輕翔舒展、安適恬靜。

二、易筋經

易筋經屬武術類動功，是習武練功的基本鍛鍊方法，現被廣泛地作爲健身養生運動。

「易」，指變易、改變；「筋」，泛指肌肉、筋骨。「易筋」，意思是肌肉、筋骨在柔和的活動中得到有意識地舒張、收縮，從而使肌肉、韌帶富有彈性，筋骨強健，氣血通暢，臟腑調和，以臻強健體魄、增強體質、延緩衰老。

易筋經鍛鍊，其特點是在鬆靜結合、意守丹田、腹式呼吸的基礎上，呼吸和靜止性用力相結合，以鍛鍊肌肉，舒筋活血。練功中應注意先鬆後緊，鬆緊結合，使肌肉鬆弛和緊張有度。

流行的易筋經共有十二式。

(一)韋馱獻第一勢

兩腳平行開立，相距與肩同寬，正身站立，兩手鬆垂體側。兩眼微合，舌抵上腭，鼻吸口呼，緩慢呼吸。

兩手緩緩提起，先伸後屈，兩掌心相對，慢慢向胸前收攏，距胸一拳而止。兩掌相接，合十當胸，指尖朝上，掌根與膻中穴相對，兩肩鬆開微沉，脊背舒展。

氣沉丹田，心境澄清，神意內斂，全身舒適，自然呼吸。

(二)韋馱獻第二勢

承上，兩手從合十當胸的架勢，向左右分開，與肩相平行，擺成「一」字形，同時改爲掌心朝上。

與此同時，脚跟踮起，脚尖點地，兩眼、嘴巴張開，做出目瞪口呆的樣子。心念集中到掌心和足尖上，以利心境平定，氣息調和。目瞪口呆有利於心平氣定。

(三)韋馱獻第三勢

承上，繼「一」字形的架勢，兩手徐徐向頭頂伸舉，同時搖動腕關節，使十指相對，保持掌心朝天，直對前額髮際內二寸的天門部位，即所謂「掌托天門」。

在這同時，意念用眼向上內視，以天門觀看到兩掌。注意的是：所謂內視，並非真的仰頭用眼去看，誤做的話，會出現頭暈腦脹、站立不穩現象。

與此同時，脚尖點地，脚跟繼續升起，至不能再升高爲度。

而後，咬緊牙齒，緩緩運氣。自覺咬緊牙關後，耳根震動，上及兩鬢。同時舌舐上腭，待口中津滿，用力咽下，用鼻吸氣，以鼻呼氣，呼吸細長均勻，綿綿不斷。

接著，兩手在頭頂捏成拳頭，左右手各緩緩回收，往回下降，好像去挾腋下的東西，恢復「一」字形平行的架勢。與此同時，雙脚脚跟慢慢下落，恢復平行開立的姿勢。

(四)摘星換鬥勢

承兩手「一」字形平行的姿勢，左手翻掌朝下，慢慢地向下降落，一邊下落，一邊向背後移動，手背外勞宮穴緊貼左側腰眼(脊柱14椎旁邊開三寸)。

與此同時，右手保持掌心朝上姿勢慢慢向上舉托，舉托的過程中，改爲掌心朝下，向著頭頂，頭慢慢轉向右側，向右上仰起，注視右手掌心。

鼻吸口呼，隨著呼吸吐納，腰眼會發生一凸一凹的起伏，這時，眼雖注視掌心，意念要集中在緊貼著腰眼的左手背，呼吸三至五次而止。

而後，右手慢慢下收，向背後移動，手背外勞宮穴緊貼右側腰眼。

左手慢慢向上舉托，舉直後掌心向著頭頂，頭慢慢轉向左側，向左上仰起，注視左手掌心。

意念集中在緊貼腰眼的右手背，經三至五次呼吸而止。

如此反覆，兩手交替上舉下貼，連做四遍。

(五)倒拽九牛尾式

承上左手舉托，右手貼腰眼姿勢，右手從右腰眼部離開，微向下垂，順勢移向右前方，變成掌心朝上，緩緩上提，至與肩平，肘臂微屈，收掌捏成拳，拳心向內。意念集中在掌中，猶如捏著牛尾巴向後拉。

在右手運動的同時，右脚向右前方跨出一步，使右

腿彎弓，左脚伸直，成爲右弓步。

與此同時，左手徐徐下收，合掌捏拳，向左後背伸展，使之與左脚形成同一方向的兩條綫。

如此左手在身後捏拳擒拿，右手在前方捏拳擒拿，意念集中在兩掌之中，鼻吸口呼，氣沉丹田。吸氣時，兩眼内視右掌向後拽拉；呼氣時，兩眼内視右掌向前牽引。全身都應有隨著呼吸而有拽拉、牽引的微微相應。

而後，改爲左脚向左前方跨出一步，擺成左弓步，左手在左前方捏拳拽拉，右手在身後捏拳牽引，如上配合呼吸、意念，認真練習。

如此反覆，連做數遍。

(六)出爪亮翅勢

承前，把在後面的一只脚順勢前收，改爲兩脚齊平站立，在身後的手也同時順勢前收，與在前面的手掌放齊，使兩掌變成排山掌，掌心向外，十指上翹竪直，肘臂與兩肩齊平，向前推去。前推時，始則輕輕爲之，如推門窗；繼則盡力爲之，重如排山。

正身直立，兩目張開，平視前方，集中意念觀看兩掌的中間。前推的同時，配合呼氣。

而後，兩手掌緩緩向胸脅内收，勢如海水還潮，直至把掌腕肘臂貼攏在兩側胸脅的部位爲止。内收的同時，配合吸氣。

接著，兩手復向前方平直推之。如此反覆，來回連作七次。

(七)九鬼拔馬刀勢

承上排山掌的架子，左手順勢向左側下降，反手向背後作圓周運動，放於背後，掌背貼在兩肩胛骨的中間約脊椎第五、六、七椎之間。

在左手下降的同時，右手向上舉起，朝腦後作圓周運動，過頭，直抵後腦，掌心抱頭，頭和頸項隨之向左轉動。

右手掌抱定頭部，頭已轉向左側，四指緊貼左側耳朵的尖端，頸用力使頭向後仰，右手用力壓頭使之向前，二力均等，右肘盡力後張。

意念集中在右臂的肘尖，兩目向左平視，全身放鬆，不能搖動，不能彎斜。氣沉丹田，呼吸細長均勻。

保持上述動作，持續數次呼吸後，右手鬆開，伸右臂呈側平舉後，勾掌曲肘，向右側下降，反手向背後作圓周運動。掌背貼在兩肩胛骨的中間部位上，頭隨之慢慢向前轉正。

左手前伸，向上舉起，朝腦後作圓周運動，掌心抱頭，四指緊貼右側耳尖，頭隨之向右轉動；掌心抱定頭部，左手用力壓頭使之向前，頸用力使頭後仰，左肘盡力後張。

意念集中左臂肘尖，兩目向右平視，全身放鬆，氣沉丹田，呼吸細長均勻。

(八)三盤落地勢

　　承上，正身站立，兩手分別以後腦和背部各自向左右平伸，使左右兩手與肩相平，成「一」字形姿勢，掌心向下。

　　左脚向左前方跨出，兩脚的距離約是練功者足掌長度的三倍(即相距三脚左右)，大腿緩緩下彎，彎屈成與小腿約成90度的角，十趾抓地，兩足站穩。

　　在兩腿下彎的同時，兩手掌心向下緩緩下按，按壓時要做到確像是在按壓物品一樣，在克服阻力中進行，一直按壓至與膝臏相平的位置爲止。

　　接著兩手翻轉，改爲掌心向上，這時要意念兩掌心壓著重物那樣。

　　上身慢慢升起，還原成站立姿勢，兩手不動，隨著人體的站立，兩手隨之升起，升起時意念兩掌心壓著重物，十分沉重。待兩腿竪直，雙掌上提至胸平，左脚向內收回，恢復兩脚平行正立姿勢。

(九)青龍探爪勢

　　承上，左手翻掌，變成龍探爪，五指分開，半伸半屈，掌心空圓，順勢縮向左側脅肋部。

　　右手一併翻掌，變成龍探爪，向左側前方探抓；隨著左手後縮，右手左探，腰腹部放鬆，向左扭轉。

　　在做上述動作的過程中，同時呼氣，撮口發「噓」字音，但不能讀出聲音來，用意念來體會「噓」的字音。

　　噓氣畢，保持左手後縮，右手左探姿勢，慢慢吸氣；吸氣後，縮回右掌，置於右側脅肋部，右手向右側前方抓去，放鬆腰腹，向右扭轉，同時呼氣發「噓」字音。

　　如此左右手交替進行，連做二、三遍。

(十)臥虎撲食勢

　　順著左手右探、右手內縮的姿勢，抬起左腿，向左前方跨進一步，左腿彎曲，右腿伸直，變成左弓右箭，胸、腰、臀順勢前傾。

　　與此同時，左掌順勢從右探爪的姿勢，向左前方改爲掌心朝下，斜行削臂，以正對左腿膝臏骨的前面爲度；右掌從右脅肋部變爲掌心朝下，斜行下撲，像老虎撲食那樣，與左掌平齊。

　　兩掌下撲，掌心緊貼地面，支持前半身，左腿稍彎縮，右腿宜伸直，以支持後半身；頭昂起，兩眼注視前方，腰部放鬆，脊椎凹平。

　　而後，雙手掌心凹起，十指指尖點地；兩腳後跟離地升起，只用大趾尖點地，與十指一起，支持全身。

　　雙手肘關節緩緩上下，一屈一伸，做俯臥撐三至五次，肘關節上伸時，胸部向前緩緩前進四至五寸，肘關節下屈肘，胸部向後緩緩後退四至五寸。

　　在肘關節活動時，把伸直的右腿用膝關節向上翹起，翹起小腿，使小腿和大腿成90度的角，腳心朝天；待肘關節屈伸二、三次後，右腿放下還原，順勢收縮彎

曲，變成右弓步，同時掉換左腿，把左小腿翹成90度，待肘關節屈伸二、三次而止。

這一動作過程宜配合呼吸鍛鍊，在肘關節由屈變伸時，慢慢呼氣，在由沉變起時，慢慢吸氣。

功畢，上身起立，向後轉身，換成右弓左箭，如前依次活動。

(十一)打躬擊鼓勢

承上右腿縮回，與左腿相齊平，兩腳相距與肩同寬，兩手徐徐上提，過肩，上頭，屈肘下降，抱住頭部，兩掌心緊貼耳部，十指相對。

兩手抱定，慢慢俯身彎腰，將頭向兩膝的空檔中間彎垂，以不能再垂再彎為度，但不可硬作強求。彎垂時兩腿要挺直，不能彎曲；牙關要緊咬，舌抵上腭，鼻吸鼻呼，最好能在閉氣中進行。

彎腰與垂頭後，慢慢直立，恢復正立姿勢，全身放鬆，息心靜慮，意守丹田，輕扣後腦。

扣後腦也即所謂擊鼓，其方法是掌心緊貼耳孔，兩手的中指貼在枕骨外粗隆兩側凹陷處，將食指搭於中指背上，食指稍用力下滑，扣擊凹陷處。兩手同時進行，共扣二十四次。

(十二)掉尾搖頭勢

承上，兩手上移，手臂伸直，在頭頂十指交叉，掌心由向前轉為向下，徐徐下移，保持離胸兩拳在身前繼

續慢慢下按，隨著雙掌下按，腰部放鬆，慢慢彎下。意念集中在兩掌心。

雙掌盡量下按，最好能至地。而後，兩手不動，頭部向四周微微搖動。

緩緩伸腰，兩掌同時上提，在胸前鬆開，各向左右揮動七次，兩足各頓地七次。意念集中在鼻尖。

三、靈劍子導引法

靈劍子導引法是我國古代的一種健身運動。其法根據「五臟與四時相應」的原理而確立，春練肝三勢，夏練心三勢，秋練肺三勢，冬練腎三勢，四季末十八日練脾各一勢，共爲十六勢。

本導引法強調動作在閉氣時進行，從而「使血脈通流，從遍身中出，百病皆痊」。練功時應當注意，老年人的生理機能日趨減弱，閉氣宜逐漸延長，適可而止，不宜強忍。如有高血壓、青光眼、腦動脈硬化、肝硬化等疾病的，閉氣當慎用。

(一)春用補肝三勢

第一勢：全身放鬆，自然呼吸，鼻吸口呼。呼氣時，兩手捂口，取呼出之水蒸氣，輕摩面部。摩面時宜閉氣，待閉至欲吸氣時，暫停摩面，徐徐吸氣，接著呼氣。呼氣時，兩手復捂口，取呼出之水蒸氣，繼續摩面。如此反覆，摩三十至五十遍。

　　第二勢：平身正坐，兩腳前伸，或盤腿而坐，自然呼吸。吸氣後閉氣，兩手在胸前十指交叉，互相緊夾，兩手向兩邊用力，反覆拉三至五次後，十指相叉不鬆動，兩手一同上提，上頭，過頭頂，下項，掩壓項後。壓定，兩手往前壓，頭部用力往後仰，使頭項與兩手間形成一股抗衡的力。如此一壓一仰，反覆做之，至欲呼氣，暫停壓仰，十指鬆開，兩手慢慢下移，輕按兩膝上，然後呼氣，接著吸氣。吸氣後閉氣，重復上述動作，兩手在胸前交叉，反覆拉三至五次後，上提，過頭頂，掩壓項後，兩手在項後往前壓，頭部用力往後仰。反覆做三至五遍。

　　第三勢：吸氣後閉氣，兩手相叠，按壓左側大腿上，上身向右側傾，待傾向右側，至不能再傾，改爲向左側傾，待傾向左側，至不能再傾，再改爲向右側傾，如此反覆左右傾倒，至欲呼氣，恢復正坐姿勢，徐徐呼氣，接著吸氣。吸氣後閉氣，兩手改爲按壓右側大腿上，上身先向左側傾，待傾至不能再傾，改爲向右側傾，待傾至不能再傾，再改向左側傾，如此反覆左右傾倒，至欲呼氣，恢復正坐姿勢，徐徐呼氣，接著吸氣。吸氣後閉氣，復兩手按壓左側大腿上，上身做左右傾倒活動。如此兩手互按左膝、右膝，反覆做三至五遍。

(二)季春補脾一勢

　　盤腿正坐，全身放鬆，自然呼吸，吸氣後閉氣，兩手徐徐上提，在胸前部，左手向左上方推出，右手向右

下方按壓，如此一推一按，左右手作援弓射鳥狀。至欲呼氣，兩手內收，下按兩膝上，按定，徐徐呼氣，接著吸氣。吸氣後閉氣，兩手上提，在胸前右手向右上方推出，左手向左下方按壓，左右手一推一按，作援弓射鳥狀，接著吸氣。吸氣後閉氣，兩手上提，改用左推右壓。如此反覆左推右壓、右推左壓做三至五遍。

(三)夏用補心三勢

第一勢：盤腿正坐，全身放鬆，兩手掌心向下，分別輕按兩側大腿上。自然呼吸，深吸氣後閉氣，上身復向左右兩側傾倒。反覆做之，待至欲呼氣，暫停傾倒，徐徐呼氣，慢慢吸氣。吸氣後閉氣，上身復向左右兩側傾倒。如此反覆，做三至五遍。

第二勢：盤腿正坐，兩手分別按壓兩側大腿上。自然呼吸，深吸氣後閉氣，右手按壓不動，左手上抬，在胸前部向上翻掌，同時手臂上舉，盡力向上舉托，如托千斤巨石，至欲呼氣，左手慢慢下收，在胸前改為掌心朝下，移按左側大腿上，按定，徐徐呼氣，慢慢吸氣。吸氣後閉氣，左手按壓不動，右手上抬，在胸前部向上翻掌，同時手臂上舉，盡力向上舉托，如托千斤巨石，至欲呼氣，右手慢慢下收，在胸前改為掌心朝下，移按右側大腿上，按定，徐徐呼氣，慢慢吸氣。吸氣後閉氣，改為右按左托，如此兩手一按一托，互相交換，反覆做三至五遍。

第三勢：深吸氣後閉氣，兩手慢慢上提，在胸前十

指相合，互相緊夾，迅速向前伸出，然後猛力收回；復伸出、收回，反覆伸縮，至欲呼氣，暫停活動，在胸前向兩邊分開，慢慢下垂，按壓兩側大腿上，徐徐呼氣，然後吸氣。吸氣後閉氣，兩手十指在胸前相互緊夾，如上做伸縮運動，至欲呼氣，暫停伸縮，兩手分開，移按兩側大腿上，如此反覆，連做三至五遍。

(四)季夏補脾一勢

盤腿正坐，全身放鬆，自然呼吸。吸氣後閉氣，兩手徐徐上提，在胸前部手指向上豎起，十指張開，然後兩手保持不動，以腰部使勁，上身先向後仰，再向前倒，反覆練之，至欲呼氣，停止俯仰，恢復含胸拔背姿勢，兩手手指自然收攏，下按兩膝上，按定，徐徐呼氣，接著吸氣。吸氣後閉氣，恢復上述動作，十指在胸前向上張開，上身作俯仰活動，反覆做三至五遍。

(五)秋用補肺三勢

第一勢：或坐，或立，全身放鬆，自然呼吸。深吸氣後閉氣，兩手徐徐上提，在胸前十指交叉，上頭，過頭頂，抱頭項，帶動頭部向左右兩邊旋轉，直至欲呼氣，頭轉向正前方，暫停旋轉，十指分開，兩手慢慢下移，輕按膝上，然後徐徐呼氣，慢慢吸氣。吸氣後閉氣，兩手上提，十指交叉，抱住頭項，帶動頭部作前後俯仰。下俯時兩手用力下按，後仰時，兩手緊抱不鬆動，但不用力，應靠頭的作用而後仰。俯仰至欲呼氣

時，暫停俯仰，保持含胸拔背正坐姿勢，十指分開，兩
手下移，然後呼氣、吸氣。吸氣後閉氣，重複左右旋轉
動作。如此旋轉——俯仰——旋轉，反覆做三至五遍。

　　第二勢：深吸氣後閉氣，兩手徐徐上提，在胸前十
指交叉，上頭，在頭頂上左右拉動。至欲呼氣時，暫停
拉動，十指分開，兩手慢慢下移，輕按膝上，然後徐徐
呼氣，慢慢吸氣。吸氣後閉氣，兩手上提，十指交叉，
上頭，在頭頂上左右拉動，至欲呼氣時，暫停活動，十
指分開，兩手下移，然後呼氣、吸氣。吸氣後閉氣，重
復上述動作，如此反覆連做十遍。

　　第三勢：盤腿正坐，排除雜念，全身放鬆，自然呼
吸。深吸氣後閉氣，兩手上提，在胸前握拳，輕擊兩小
腿脛部，至欲呼氣，暫停擊動，十指鬆開，掌心向下，
輕按兩側大腿上，然後徐徐呼氣，接著吸氣。吸氣後閉
氣，兩手握拳，擊打脛部，如此反覆，連做十一遍。十
一遍擊打脛部後，兩手輕按膝上，舌抵上腭，兩唇微
合，呼氣後閉氣，上下齒輕輕相叩三十六次。叩畢，徐
徐吸氣，然後連同叩齒過程中產生的口中津液一併咽
下，靜坐十五分鐘。

(六)季秋補脾一勢

　　盤腿正坐，全身放鬆，自然呼吸。吸氣後閉氣，兩
手徐徐上提，在胸前兩手十指相叉，上頭，在頭頂上十
指緊夾，兩手向兩邊用力，反覆拉動，至欲呼氣，停止
拉動，十指鬆開，兩手下移，輕按膝上，然後呼氣，接

著吸氣。吸氣後閉氣，復十指交叉，在頭頂上拉動。如此反覆，做三至五遍。

(七)冬用補腎三勢

第一勢：著地平坐，兩足前伸，或一足跪坐，一足向前伸直。坐定，深吸氣後閉氣，兩手緩緩上提，在胸前十指交叉後，盡量向前伸出，同時一足內屈，置於所叉兩手內，內屈之足用力往前蹬，使兩手與足間形成一股力。待欲呼氣，暫停前蹬，十指鬆開，兩手內收，所屈之腳向前平伸，然後呼氣，接著吸氣。吸氣後閉氣，兩手緩緩上提，在胸前十指交叉後，盡量向前伸出，同時另一腳內屈，依前法置於所叉兩手內，內屈之足用力往前蹬，使兩手與足間形成一股力。待欲呼氣，暫停前蹬，兩手鬆開，所屈之足前伸，然後呼氣。如此反覆，各做三至五次。

第二勢：平坐，兩足向前平伸，自然呼吸，深吸氣後閉氣，上身微往前俯，伸兩手扳兩足足趾，扳至欲呼氣，恢復挺胸拔背正坐姿勢，兩手內收，輕按兩側大腿上，然後呼氣，接著吸氣。吸氣後閉氣，上身微往前俯，復伸兩手扳動足趾。如此反覆，連做三至五遍。

第三勢：平坐，兩足前伸，全身放鬆，深吸氣後閉氣，屈左膝，左腿內收，以左手抱左膝；同時，右手慢慢上提，上肩，過頭頂，在項後抱頭。兩手一手抱膝，一手抱頭，同時帶動腿膝、頭部作前後俯仰、左右傾倒活動。腿膝、頭部同時活動有困難的話，可分開來活

動。先左手帶動左膝活動，再右手帶動頭部活動；或反之。至欲呼氣，暫停活動，兩手放開，移放兩側大腿上，左腿平伸，頭放正，挺胸收腹，然後呼氣，接著吸氣。吸氣後閉氣，屈右膝，右腿內收，以右手抱右膝；同時，左手慢慢上提，上肩，過頭頂，在項後抱頭。左手抱頭，右手抱膝，帶動腿膝、頭部作前後俯仰、左右傾倒活動。至欲呼氣，暫停活動，兩手鬆開，移放兩側大腿上，右腿平伸，頭放正，挺胸收腹，然後呼氣、吸氣，閉氣，改用左手抱左膝，右手抱頭，作前後左右活動。如此反覆，連做三至五遍。

(八)季冬補脾一勢

盤腿正坐，全身放鬆，自然呼吸，吸氣後閉氣，兩手徐徐上提，過胸上頭，向上豎起，接著反覆向上聳動，至欲呼氣，停止聳動，兩手下收，輕按膝上，然後呼氣，接著吸氣。吸氣後閉氣，復兩手上提，向上聳動。如此反覆，做三至五遍。

四、五臟坐功法

五臟坐功法是唐代女氣功家胡愔按五臟五時分行創編的導引類動功。

採用本功法鍛鍊，要求按春夏秋冬各季節的不同時間選擇相應的鍛鍊方法，以順應自然界的週期性變化，防治相應的各種疾病。

本功法共五節(原有六節，包括膽腑坐功法)，春三月用肝臟坐功法，四月、五月採用心臟坐功法，六月及春、秋、冬各季末十八日採用脾臟坐功法，秋三個月採用肺臟坐功法，冬三月採用腎臟坐功法。每一功法由導引法、六氣法與修養法三部分組成。其中導引法動作簡單易練，六氣法即在呼氣時肝用噓、心用呵、脾用呼、肺用呬、腎用吹，修養法的基本內容是叩齒、咽津、閉氣。

鍛鍊時要注意導引法、六氣法、修養法的連貫性。

(一)肝臟坐功法

1.肝臟導引法

面朝東方，著地或著床平坐，兩腳向前平伸，自然分開，與肩同寬，兩手輕按兩側大腿上。用腹式呼吸，自然均勻，用鼻吸氣，以口吐氣。

正身坐定，兩手徐徐提起，在胸前部交叉，然後繼續向兩肩移動，分別按壓兩手上臂近肩處。兩手按定，用力帶動上身慢慢轉動，先轉向左側，待轉至不可再轉，稍作停頓；而後，再向右側轉動，待轉至不可再轉，稍作停頓。繼而，復向左側轉動，如此左右互轉十五次。

然後，正坐不動，兩手鬆開，慢慢下移，在胸前部十指相叉，翻動掌心向外，盡力向正前方伸出，伸至不可再伸，改為向內拉，反覆做十五次。

2.六氣治肝法

承上，兩手按膝不動，頭徐徐轉向左側，同時向左上方仰起，上半身隨之向左側轉動。轉動的過程中徐徐吸氣，待轉至左側，頭已仰起，兩目怒睜，用力呼氣，同時發「噓」字音。

噓畢，頭慢慢改向右側轉，向右上方仰起，上半身隨之向右側轉。轉動的過程中，徐徐吸氣，待轉至右側，頭已仰起，兩目怒睜，用力呼氣，同時發「噓」字音。然後，再改為向左側轉動，如此反覆，連做二十遍，共噓四十次。肝臟有病，症情屬實的，宜大噓三十次，接著細噓十次。

3. 修養肝臟法

承上，正坐不動，平定情緒，兩目微閉，兩唇微合，舌舐上腭，鼻納口吐。呼氣後閉氣，上下齒輕輕互叩，連叩三十六次。

叩齒畢，徐徐吸氣，然後連同叩齒過程中產生的口中津液用力咽下，意念吸收了東方青氣，連同津液深咽至腹中丹田。接著慢慢呼氣，然後閉氣，叩齒三十六次。叩齒畢，再徐徐吸氣，一併咽津，如此反覆，連做九遍。

(二)心臟坐功法

1. 心臟導引法

面朝南方，著地或著床平坐，兩脚向前平伸，自然分開，與肩同寬，兩手輕按兩側大腿上。用腹式呼吸，鼻吸口呼，均勻細長。

正身坐定，兩手徐徐上提，在胸前部握拳。兩手作拳，在胸前用力向內互擊，以兩拳不相碰爲原則，擊至胸正中綫位置時，兩手保持屈肘姿勢，各自盡力回縮，然後再互擊，如此互擊互縮，反覆做三十次。

兩拳互擊後，十指自然展開，在胸前部左手掌向上翻動，手臂同時舉起，盡力向上舉托，如擎重物；右手掌平攤，五指分開，就勢向下壓，按壓右側大腿上。如此左手舉托，右手按壓，稍作停頓後，左手慢慢下收，在胸前改爲掌心朝下，繼續下移，按壓左側大腿上。

左手按定，右手徐徐上提，在胸前部手掌向上翻動，手臂同時舉起，盡力向上舉托，如擎重物。如此右手舉托，左手按壓，稍作停頓後，右手慢慢下收，在胸前改爲掌心朝下，繼續下移，按壓右側大腿上；如此一手舉托，一手按壓，兩手互換，連做三十次。

深吸氣後閉氣，兩手徐徐上提，在胸前部十指交叉。叉定後，盡量向前伸出。右足前伸不動，屈左膝內縮，置於所叉兩手窩內，內屈之足用力往前蹬，使兩手與足間形成一股力。待欲呼氣，停止前蹬，十指鬆開，兩手內收，所屈之腳向前平伸，然後呼氣，接著吸氣。

深吸氣後閉氣，兩手徐徐上提，在胸前十指交叉後，盡量向前伸出。左足前伸不動，屈右膝內縮，置於所叉兩手窩內，內屈之足用力往前蹬，使兩手與足間形成一股力。待欲呼氣，停止前蹬，十指鬆開，兩手內收，所屈之足向前平伸，然後呼氣，接著吸氣。如此兩腳互踏，連做三十次。

然後，正身平坐，鼻吸口呼，平定情緒，意守丹田。兩目微合，叩齒三十六次，叩擊過程中，口中津生，用力咽下。

2. 六氣治心法

承上，兩手輕按兩側大腿不動，頭徐徐轉向左側，向左上方仰起，上半身隨之向左側轉動。轉動的過程中徐徐吸氣，待轉至左側，頭已仰起，兩眼睜開，用力呼氣，同時發「呵」字音。

呵畢，頭慢慢改向右側轉，向右上方仰起，上半身隨之向右側轉。轉動的過程中徐徐吸氣，待轉至右側，頭已仰起，兩眼睜開，用力呼氣，同時發出「呵」字音。然後，再改爲向左側轉動，如此反覆，連做二十遍，共呵四十次。心臟有病，症情屬實的，宜大呵三十次，接著細呵十次。

3. 修養心臟法

承上，正坐不動，平定情緒，兩目微閉，兩唇微合，舌舐上腭，鼻納口吐，待呼氣後閉氣，上下齒輕輕互叩，連叩三十六次。

叩畢，徐徐深吸氣，連同叩齒過程中產生的口中津液用力咽下，意念吸取了南方赤氣，連同津液深咽至腹部丹田。接著慢慢呼氣，然後閉氣，叩齒三十六次。叩齒畢，再徐徐吸氣，一併咽津，如此反覆，連做三遍。

(三)脾臟坐功法

1. 脾臟導引法

著地或著床平坐，兩腳向前平伸，自然分開，與肩同寬，兩手輕按兩側大腿上，用腹式呼吸，鼻吸口呼，呼吸均勻細長。

正身坐定，兩手稍稍上提，同時向兩側移動，手掌平攤，手指朝後，在臀部略偏後處，下按據地，支撐起上身，左腿平伸不動，屈右膝著地，右側臀部坐在右腿上。手據地跪坐定，上身略往後仰，左腿盡力向前伸，足趾盡力向下屈，連續掣動十五次。

而後，兩手著力，撐起上身，伸出所屈之腿，平伸不動，屈左膝著地，左側臀部坐在左腿上。手據地跪坐定，上身略往後仰，右腿盡力向前伸，足趾盡力向下屈，連掣十五次。

承上，兩手按壓兩腿側兩邊地上，按定後，上身盡量上抬，以兩手不離地爲原則。在上身抬起的同時，慢慢向左側轉動，頭亦隨之轉向左側，盡量向左肩背後上方拗動，睜目仰視，稍作停頓。

然後，兩手按地不動，頭及上身慢慢回旋，向右側轉動，頭盡量向右肩背後上方拗動，睜目仰視。如此左右互移，回顧虎視，連做十五次。

2. 六氣治脾法

承上，兩手按兩側大腿上不動，頭徐徐轉向左側，向左上方仰起，上半身隨之向左側轉動，轉動的過程中徐徐吸氣，待轉至左側，頭已仰起，兩眼睜開，用力呼氣，同時發「呼」字音。

呼畢，頭慢慢改向右側轉，向右上方仰起，上半身

隨之向右側轉。轉動的過程中徐徐吸氣，待轉至右側，頭已仰起，兩眼睜開，用力呼氣，同時發「呼」字音。然後，再改爲向左側轉動，如此反覆，連做二十遍，共呼四十次。脾臟有病，症情屬實的，宜大呼三十次，接著細呼十次。

3．修養脾臟法

承上，正坐不動，兩手掌掩按兩耳，掌心緊貼耳孔，手指置腦後，食指壓住中指，稍用力往下滑，彈擊腦後部位，使耳內如有擊鼓之聲，如此連彈十二次。

而後，兩手輕按兩側大腿上，正身平坐，平定情緒，兩目微閉，兩唇微合，舌舐上腭，鼻納口吐。呼氣後閉氣，上下齒輕輕互叩，連叩三十六次。

叩齒畢，徐徐吸氣，連同叩齒過程中產生的口中津液用力咽下，意念吸取了中宮黃氣，連同津液深咽至腹部丹田。接著，慢慢呼氣，然後閉氣，叩齒三十六次。叩齒畢，再徐徐吸氣，一併咽津，如此反覆，連做十二遍。

(四)肺臟坐功法

1．肺臟導引法

面朝西方，著地或著床正坐，兩腳向前平伸，自然分開，與肩同寬，兩手輕按兩側大腿上。用腹式呼吸，鼻吸口呼，均勻細長。

坐定放鬆，兩手稍微上提，而後前移，手掌平攤，五指鬆散，按壓兩大腿外側邊地面上。這一過程同時吸

氣，待兩手按定，吸氣後閉氣，上身盡量下縮，微往前俯，使脊椎呈彎曲狀態，然後盡量往上挺。往上挺舉，以兩手掌按壓不離爲止，連做三十六次。

承上，正身坐定，兩手徐徐上提，在胸前部十指內收握成拳，就勢轉向身後，捶擊兩側腰背部，自上而下，左右各捶十五次，捶背時宜閉氣。

然後，正坐不動，兩手前收，在胸前部十指鬆開，兩手平攤，慢慢下移，輕按兩側大腿上。兩手按定，叩齒三十六次，叩齒過程中，口中津生，用力咽下。

2．六氣治肺法

承上，兩手徐徐上提，在胸前部，兩手掌向上翻動，手臂同時舉起，作擎天狀；同時徐徐吸氣，頭隨之向左側轉動，待兩手擎起，頭轉向左側，吸氣畢，頭微仰起，用力呼氣，同時發「呬」字音。

呬畢，兩手回收，在胸前改爲掌心朝下，繼續下移，按壓兩側大腿上；與此同時，閉氣，頭隨之轉向正前方，稍作停頓。

繼而，兩手復徐徐上提，在胸前部，兩手掌向上翻動，手臂同時舉起，作擎天狀；同時徐徐吸氣，頭隨之向右側轉動，待兩手擎起，頭轉向右側，吸氣畢，頭微仰起，用力呼氣，同時發「呬」字音。

呬畢，兩手回收，在胸前改爲掌心朝下，繼續下移，按壓兩側大腿，與此同時，閉氣，頭隨之轉向正前方，稍作停頓。如此反覆，連做三十遍，共呬六十次。肺臟有病，症情屬實的，宜大呬三十次，接著細呬三十

次。

3. 修養肺臟法

承上，正坐不動，兩手徐徐上提，在胸前部翻掌後
繼續上提，同時往後腦部按壓，兩手掌掩按兩耳，掌心
緊貼耳孔，手指置腦後，食指壓往中指，稍用力往下
滑，彈擊腦後部位，使耳內如有擊鼓之聲，如此連彈七
次。

而後，兩手下移，輕按兩側大腿上，正身平坐，平
定情緒，兩目微閉，兩唇微合，舌舐上腭，鼻納口吐。
待呼氣後閉氣，上下齒輕叩三十六次。

三十六次叩畢，徐徐深吸氣，連同叩齒過程中產生
的口中津液用力咽下，意念吸取了西方白氣，連同津液
深咽至腹部丹田。接著慢慢呼氣，然後閉氣，叩齒三十
六次。叩齒畢，再徐徐吸氣，一併咽津，如此反覆，連
做三遍。

(五)腎臟坐功法

1. 腎臟導引法

面朝北方，著地或著床正坐，兩腳向前平伸，自然
分開，與肩同寬，兩手輕按兩側大腿上。用腹式呼吸，
鼻吸口呼，均勻細長。

正身坐定，兩手徐徐上提，在胸前部兩手向上翻
動，手臂同時舉起，盡力向上舉托。兩手托定，帶動上
身往左右兩側互倒，然後兩手下收，在胸前改為掌心朝
下，繼續下移，輕按兩側大腿上。如此反覆，連做十五

次。

　　承上，左手按左側大腿上，改爲五指朝內，按壓不動，右手徐徐上提，挽住左手肘關節部位。左手按左腿，右手挽左肘，一按一挽，上身徐徐往右側轉，盡力右轉，轉至不可再轉，復往回轉，轉爲頭朝向正前方，兩手鬆開，自然輕按兩側大腿上，稍作停頓。

　　然後，右手按右側大腿上，改爲五指朝內，按壓不動，左手徐徐上提，挽住右手肘關節部位。右手按右腿，左手挽右肘，一按一挽，上身徐徐往左側轉，盡力左轉，轉至不可再轉，復往回轉，轉爲頭朝向正前方，兩手鬆開，自然輕按兩側大腿上，稍作停頓後，復改爲左手按左腿，右手挽左肘，往右側轉動。如此反覆，連做十五次。

　　接著兩手鬆開，慢慢站起，兩手在腰背部按摩兩側腎俞穴，兩腳前後踏步，先往前跨三步，然後往後退三步，腳步宜小，動作要和緩，前進後退三十六次。

2. 六氣治腎法

　　承上，恢復正身平坐姿勢，兩手按膝不動，頭徐徐轉向左側，向左上方仰起，上半身隨之向左側轉動。轉動的過程中徐徐吸氣，待轉至左側，頭已仰起，兩眼睜開，用力呼氣，同時發「吹」字音。

　　吹畢，頭慢慢改向右側轉，向右上方仰起，上半身隨之向右側轉。轉動的過程中徐徐吸氣，待轉至右側，頭已仰起，兩眼睜開，用力呼氣，同時發「吹」字音。然後，再改爲向左側轉動，如此反覆，連做二十遍，共

吹四十次。腎臟有病，症情屬實的，宜大吹三十次，接著細吹十次。

3．修養腎臟法

承上，正坐不動，平定情緒，兩目微閉，兩唇微合，舌舐上腭，鼻吸口吐。待呼氣後閉氣，上下齒輕輕互叩，連叩三十六次。

叩齒畢，徐徐深吸氣，然後連同叩齒過程中產生的口中津液用力咽下，意念吸取了北方的黑氣，連同津液深咽至腹部丹田。接著慢慢呼氣，然後閉氣，叩齒三十六次。叩齒畢，再徐徐吸氣，一併咽津，如此反覆，連做五遍。

五、二十四氣導引坐功勢

二十四氣導引坐功勢是以坐式爲主的導引鍛鍊功法，屬動功中的一種。

本功法以天人相應理論爲依據，根據一年中天時二十四節氣的變化，創編了二十四種不同的氣功導引法，分別以節氣名來命名。

二十四氣導引坐功勢的特點是「以時行功，以經治病」。每一功法在一年中的相應日子裏習練，而各功法在習練的時間早晚上也有不同。如立春功在立春至雨水這段日子裏每日子、丑時進行，立夏功在立夏至小滿這段日子裏每日寅、卯時進行。這二十四種氣功導引法，每法動作，各不相同，但鍛鍊動作後均有叩齒、咽津、

靜坐吐納，又異中見同。每一種導引法都有一系列的主治病症，這些主治病症基本上是以《靈樞·經脈篇》的十二經病候來歸類的。

(一)立春正月節坐功勢

在立春至雨水這段時間採用。每於夜半十一時至凌晨三時間，盤腿正坐，兩手相疊，按壓在一側大腿上。按定，上身慢慢向兩側轉動，同時拗動頸部，往後背回視，上身向上提，兩肩向上聳，連作三至五遍。然後，兩手相疊，按壓在另一側大腿上，依法轉動、拗頸、提聳三至五遍。最後，正坐不動，兩手在小腹前呈抱球狀，息心靜慮，兩唇微合，舌抵上腭，叩齒三十六次，口中津生，鼓漱三次後用力咽下，鼻慢慢吸氣，口徐徐吐氣，靜坐吐納十五至三十分鐘。

堅持本功法鍛鍊，能有效地防治風邪入侵頭頂痛、耳後痛、肩背痛、肘臂痛等各種痹痛。

(二)雨水正月中坐功勢

在雨水至驚蟄這段時間採用。每於夜半十一時至凌晨三時間，盤腿正坐，兩手相疊，按壓在一側大腿上。按定，上身慢慢向兩側轉動，同時拗動頸部，上身一併向兩側傾倒，連做三至五遍。然後，兩手相疊，按壓另一側大腿上，依法拗動頸部，傾倒三至五遍。最後，正坐不動，兩手在小腹前作抱球狀，息心靜慮，兩唇微合，舌抵上腭，叩齒三十六次，口中津生，鼓漱三次後

用力咽下，鼻慢慢吸氣，口徐徐吐氣，静坐吐納十五至三十分鐘。

本功法對於邪毒留滯三焦經絡、咽乾紅腫、嘔噁不適、耳聾、汗出、目銳眥痛、面頰痛等病症有較好的防治效用。

(三)驚蟄二月節坐功勢

在驚蟄至春分這段時間採用。每於凌晨一時至五時間，盤腿正坐，排除雜念，息心静慮，兩手輕按兩側大腿上。按定，頭部慢慢向左右兩側轉動三十次，然後兩手屈肘作前伸後頓三十次。最後，正坐不動，兩手在小腹前呈抱球狀，息心静慮，兩唇微合，舌抵上腭，叩齒三十六次，口中津生，鼓漱三次後用力咽下，鼻慢慢吸氣，口徐徐吐氣，静坐吐納十五至三十分鐘。

堅持本功法鍛鍊，有助於防治邪毒蘊滯肺胃腰脊、發熱、面目浮腫、目黃、鼻衄、鼻塞、咽喉紅腫、聲音暴啞、牙齦腫痛、口乾、大便乾燥、遍身風疹等病症。

(四)春分二月中坐功勢

在春分至清明這段時間採用。每於凌晨一時至五時間，盤腿正坐，兩手在胸前一同向一側平伸，兩掌相對，盡量外伸，上身隨之向同側側轉，頭盡量一同轉向同側。然後，兩手慢慢回縮，在胸前部向另一側平伸，上身及頭部隨之盡量側轉，反覆做六、七遍。最後，正坐不動，兩手在小腹前呈抱球狀，息心静慮，兩唇微

合，舌抵上腭，叩齒三十六次，口中津生，鼓漱三次後
用力咽下，鼻慢慢吸氣，口徐徐吐氣，靜坐吐納十五至
三十分鐘。

　　本功法可用以防治邪毒侵襲、齒痛齦腫、頷下腫
痛、發熱寒戰、皮膚搔癢、耳聾耳鳴、脘腹脹滿，及耳
後、肩背、肘臂等處疼痛。

(五)清明三月節坐功勢

　　在清明至穀雨這段時間採用。每於凌晨一時至五時
間，盤腿正坐，兩手上提至胸前，左手向上翻掌，盡力
向左側推出，右手手掌微屈，向右側拉，兩手一左推，
一右拉，如援弓狀，頭微向左側轉。然後，改用右手向
上翻掌，盡力向右側推出，左手手掌微屈，向左側拉，
成援弓狀，頭微向右側轉。如此反覆，連作七、八遍。
最後，正坐不動，兩手在小腹前呈抱球狀，息心靜慮，
兩唇微合，舌抵上腭，叩齒三十六次，口中津生，鼓漱
三次後用力咽下，鼻慢慢吸氣，口徐徐吐氣，靜坐吐納
十五至三十分鐘。

　　本功法可用以防治發熱惡寒、耳下及頷部腫痛、耳
聾、咽喉腫痛、神疲乏力、腰膝疲軟，以及肩背、肘臂
等處疼痛。

(六)穀雨三月中坐功勢

　　在穀雨至立夏這段時間採用。每於凌晨一時至五時
間，盤腿正坐，兩手上提，在胸前部左手向上翻掌，手

臂上舉伸直，掌面朝上。右手翻掌向上，前臂略往上移，在胸部乳房前慢慢向左側移動。頭微偏轉向右側，微微仰起。接著，改用右手翻掌伸舉，左手在胸部乳房前慢慢向右側移動，頭轉向左側，並微仰起。如此反覆，交替三十五次。最後，正坐不動，兩手在小腹前呈抱球狀，息心静慮，兩唇微合，舌抵上腭，叩齒三十六次，口中津生，鼓漱三次後用力咽下，鼻慢慢吸氣，口徐徐吐氣，静坐吐納十五至三十分鐘。

　　堅持本功法鍛鍊，有助於防治目黃、鼻衄、面頰腫、頷下腫、肘臂腫痛、手心熱等病症。

(七)立夏四月節坐功勢

　　在立夏至小滿這段時間採用。每於凌晨三時至七時間，著床或就地正坐，兩腿向前伸出，自然分開，含胸拔背，全身放鬆，雙目微閉，息心静慮。深吸氣後閉氣，右手按右腿，左手上抬，在胸前部向上翻掌，盡力上舉，頭隨之微向左轉動，稍作停頓後，左手下收，頭慢慢轉正，同時呼氣。然後，深吸氣後閉氣，左手按左腿，右手上抬，在胸前部向上翻掌，盡力上舉，頭轉向右，稍作停頓後，右手下收，頭隨之轉正，同時呼氣。如此兩手交替翻掌上舉，連作三十五次。接著，深吸氣後閉氣，右腿平伸不動，左腿屈膝豎起，兩手十指相叉，合抱於膝部，腿膝外撐，兩手內拉，稍作停頓，兩手鬆開，左腿前伸，同時呼氣。然後，深吸氣後閉氣，左腿平伸不動，右腿屈膝豎起，兩手十指相叉，合抱於

膝部，腿膝外掣，兩手內拉，稍作停頓，兩手鬆開，左腿前伸，同時呼氣。如此反覆，連作三十五次。最後，正坐不動，兩腿平伸，兩手在小腹前呈抱球狀，息心靜慮，兩唇微合，舌抵上腭，叩齒三十六次，口中津生，鼓漱三次後用力咽下，鼻慢慢吸氣，口徐徐吐氣，靜坐吐納十五至三十分鐘。

　　本功法可用以防治風濕留滯經絡、關節腫痛、上肢攣急、腋下腫痛、手心熱、胸痛、心悸、心煩、喜笑不休等精神失常病症。

(八)小滿四月中坐功勢

　　在小滿至芒種這段時間採用。每於凌晨三時至七時間，盤腿正坐，兩手緩緩提起，在胸前部，一手向上翻掌，并盡力上舉，手掌張開，掌心向上，另一手手掌平攤，五指分開，向下按壓在同側大腿上。兩手交換，連做十五次。最後，正坐不動，兩手在小腹前呈抱球狀，息心靜慮，兩唇微合，舌抵上腭，叩齒三十六次，口中津生，鼓漱三次後用力咽下，鼻慢慢吸氣，口徐徐吐氣，靜坐吐納十五至三十分鐘。

　　堅持本功法鍛鍊，有助於防治心肺鬱熱、胸脅滿悶、心悸不寧、心煩、心痛、面赤、鼻赤、目黃、手心出汗等病症。

(九)芒種五月節坐功勢

　　在芒種至夏至這段時間採用。每於凌晨三時至七時

這段時間裏，正身站立，兩手上提，在胸前部，向上翻掌，手臂上舉，掌心朝天，頭及上身盡力往後仰，兩手用力托起。兩手托定，左右手依次盡力向上托舉三十五次，連做二、三遍。然後，正立不動，兩手在小腹前呈抱球狀，息心靜慮，兩唇微合，舌抵上腭，叩齒三十六次，口中津生，鼓漱三次後，用力咽下，鼻慢慢吸氣，口徐徐吐氣，靜立吐納十五至三十分鐘。

本功法可用以防治心痛、悲傷、喜笑、善驚、善忘、脅痛、目黃、發熱、咳嗽、嘔吐、泄瀉、消渴、頭項痛、面赤、咽喉乾燥、口渴等病症。

(十)夏至五月中坐功勢

在夏至至小暑這段時間採用。每於凌晨三時至七時間，著床或就地而坐，兩腿向前平伸，兩手輕按兩大腿上。然後兩手上提，在胸前部十指相叉，屈一膝，兩手扳拉足掌，盡力內拉，內屈之足隨之用相應的力往前蹬。兩腿交替屈膝進行，連作三十五次。然後，平坐不動，兩腿前伸，兩手在小腹前呈抱球狀，息心靜慮，兩唇微合，舌抵上腭，叩齒三十六次，口中津生，鼓漱三次後，用力咽下，鼻慢慢吸氣，口徐徐吐氣，靜坐吐納十五至三十分鐘。

堅持本功法鍛鍊，可防治胸脅痛，腕部、肩部、膝部等處疼痛，四肢厥冷，手心熱痛，腰背酸痛，身體重痛等病症。

(十一)小暑六月節坐功勢

在小暑至大暑這段時間採用。每於凌晨一時至五時間，著地平坐，兩腳前伸。坐定，兩手掌平攤，手指朝後，在臀部兩側略偏後處據地，支撐起上身，屈右膝著地，右側臀部坐在右腿上，手據地跪坐定，上身略往後仰，左腿盡力前伸，足趾盡力下屈，反覆掣動十五次。然後，改爲右腿平伸，屈左膝著地，左側臀部坐壓在膝上，手據地跪坐定，上身略往後仰，右腿盡力前伸，足趾盡力下屈，反覆掣動十五次。如此兩腿交換，連作二、三遍。最後，正坐不動，兩手在小腹前呈抱球狀，息心靜慮，兩唇微合，舌抵上腭，叩齒三十六次，口中津生，鼓漱三次後，用力咽下，鼻慢慢吸氣，口徐徐吐氣，靜坐吐納十五至三十分鐘。

本功法鍛鍊，有助於防治胸中脹滿、氣急咳喘、口中乾燥、善嚏、脘腹脹痛、健忘、喜怒無常、手足攣急、肢體困重，及半身不遂、脫肛等病症。

(十二)大暑六月中坐功勢

在大暑至立秋這段時間採用。每於凌晨一時至五時間，盤腿正坐，兩手握拳，上身微向下俯，按壓兩腿側兩邊地上。兩手按定，上身盡量上抬，以兩手不離地爲原則。在上身上抬的同時，身軀慢慢向左邊轉動，頭亦隨之轉向左側；然後慢慢轉向右，頭亦隨之向右側拗動。如此反覆，左右交替轉動十五次。然後，恢復含胸

正坐姿勢，兩手在小腹前呈抱球狀，息心靜慮，兩唇微合，舌抵上腭，叩齒三十六次，口中津生，鼓漱三次後，用力咽下，鼻慢慢吸氣，口徐徐吐氣，靜坐吐納十五至三十分鐘。

本功法可用於防治發熱惡寒、頭項強痛、咳逆喘急、口渴、心煩、胸膈滿悶、手心熱、肩背肘臂部疼痛、汗出、小便頻數、大便泄瀉，以及健忘、悲愁欲哭等病症。

(十三)立秋七月節坐功勢

在立秋至處暑這段時間採用。每於凌晨一時至五時間，盤腿正坐，深吸氣後閉氣，上身慢慢微向前俯，兩手手掌平攤，五指放鬆，按壓兩腿前方地面。兩手按定，上身盡量下縮，繼而猛然往上挺，兩肩盡量上聳。接著，兩手掌著力支撐，保持盤腿正坐姿勢向上躍起，反覆蹦躍七、八次。最後，正坐不動，兩手在小腹前呈抱球狀，兩唇微合，舌抵上腭，叩齒三十六次，口中津生，鼓漱三次後，用力咽下，鼻慢慢吸氣，口徐徐吐氣，靜坐吐納十五至三十分鐘。

本功法可用於防治頭痛、目痛、頜下疼痛、惡寒發熱、汗出、口苦、善嘆氣、胸脅疼痛、不能反側、面色暗滯、肌膚無澤、足外熱、腋下腫等病症。

(十四)處暑七月中坐功勢

在處暑至白露這段時間採用。每於凌晨一時至五時

間，盤腿正坐，兩手提至胸前，虛握成拳，置離胸壁一寸處不動，頭慢慢向左側轉動，上身隨之微轉，並向左上提拔。接著頭慢慢向右側轉動，上身隨之微轉，並向右上提拔。如此左右轉動、提拔，連做三十五次。而後，兩手握拳，就勢轉向身後，捶擊兩側腰背部，自上而下，連捶三十五次。最後，正坐不動，兩手收回，在小腹前呈抱球狀，息心靜慮，兩唇微合，舌抵上腭，叩齒三十六次，口中津生，鼓漱三次後，用力咽下，鼻慢慢吸氣，口徐徐吐氣，靜坐吐納十五至三十分鐘。

本功法鍛鍊，有助於防治風濕留滯，肩背、胸脅、脊膂、腿膝等處疼痛，以及咳嗽、喘急等病症。

(十五)白露八月節坐功勢

在白露至秋分這段時間採用。每於凌晨一時至五時間，盤腿正坐，兩手分別輕按兩膝上，頭緩緩向左側轉動，並向左側傾倒，猶如右側有一個力在推動那樣，盡量向左偏引，上身隨之微微轉動。然後頭緩緩向右側轉動，並向右側傾倒，猶如左側有一個力在推動那樣，盡量向右偏引，上身隨之微向左轉。如此向左右側邊轉動、偏引，反覆作十五次。最後正坐不動，兩手在小腹前呈抱球狀，息心靜慮，兩唇微合，舌抵上腭，叩齒三十六次，口中津生，鼓漱三次後，用力咽下，鼻慢慢吸氣，口徐徐吐氣，靜坐吐納十五至三十分鐘。

本功法有助於防治惡寒發熱、汗出、鼻衄、頷下腫痛、咽喉紅腫、驚悸、喜呵欠、瘧疾、口眼喎斜，面色

黧黑，大便秘結，及棄衣而走，逾垣上屋等精神疾患。

(十六)秋分八月中坐功勢

在秋分至寒露這段時間採用。每於凌晨一時至五時間，盤腿正坐，兩手抱頭掩耳，帶動頭部慢慢向左右兩側倒動，連做十五次。然後正坐不動，兩手在小腹前呈抱球狀，息心靜慮，兩唇微合，舌抵上腭，叩齒三十六次，口中津生，鼓漱三次後，用力咽下，鼻慢慢吸氣，口徐徐吐氣，靜坐吐納十五至三十分鐘。

本功法對防治風濕積滯、胸脅脹滿、喘急氣逆、消穀善饑、腹脹腸鳴、腹大如鼓、遺尿、膝部腫痛、肌肉攣急，及膺乳、氣街、股腹、腿膝、足跗等處疼痛等病症均有裨益。

(十七)寒露九月節坐功勢

在寒露至霜降這段時間採用。每於凌晨一時至五時間，盤腿正坐，兩手自兩側提起，上肩過頭，在頭頂部劃弧翻掌，掌心向上，屈肘沉肩，兩手稍下收，而後盡力托起，作托天狀。兩手托定，上身用力向上踴起，連作十五次。如此反覆作二、三遍。最後，正坐不動，兩手在小腹前呈抱球狀，息心靜慮，兩唇微合，舌抵上腭，叩齒三十六次，口中津生，鼓漱三次後，用力咽下，鼻慢慢吸氣，口徐徐吐氣，靜坐吐納十五至三十分鐘。

本功法可用於防治風邪挾寒濕上衝、頭痛、偏頭

痛、頭囟頂痛、目痛似脫、頸痛似拔、腰痛如折、目黃
淚出、鼻衄、瘧疾、狂亂等病症。

(十八)霜降九月中坐功勢

在霜降至立冬這段時間採用。每於凌晨一時至五時
間，著床或就地而坐，兩腳屈膝內收，兩手前伸，由兩
側扳住足掌。兩手扳定，兩腳向前伸，兩手稍稍放鬆，
隨兩足向前伸，上身亦隨之略往前俯。然後，兩手用
力，慢慢往內拉，在手拉的同時，兩足稍放鬆，隨之屈
膝內縮。如此兩手拉足，反覆屈伸三十五次。最後，正
坐不動，兩手在小腹前呈抱球狀，息心靜慮，兩唇微
合，舌抵上腭，叩齒三十六次，口中津生，鼓漱三次
後，用力咽下，鼻慢慢吸氣，口徐徐吐氣，靜坐吐納十
五至三十分鐘。

本功法可用以防治寒濕侵襲、腰痛俯仰不利、胸膈
結痛、小腿肌肉裂痛、項背腰尻陰股膝髀痛、肌肉痿、
水腫、小腹脹痛、臍反出、欲小便不得等病症。

(十九)立冬十月節坐功勢

在立冬至小雪這段時間採用。每於凌晨一時至五時
間，盤腿正坐，左手按左膝部用力下按；右手挽左手肘
關節處，向右側拉。左手按，右手拉，稍作停頓後，兩
手鬆開，改爲右手按右膝部，用力下按；左手挽右手肘
關節處，向左側拉。如此兩手交換，連作十五次。然
後，兩手一同提起，在胸前部向左側推出，並微微抬

起，頭隨之慢慢向右側轉動，稍作停頓後手放下，頭轉
正。接著，兩手復上提，在胸前部向右側推出，並微微
抬起，頭隨之慢慢向左側轉動。如此反覆，向左右推
出，連做十五次。最後，正坐不動，兩手在小腹前呈抱
球狀，息心靜慮，兩唇微合，舌抵上腭，叩齒三十六
次，口中津生，鼓漱三次後，用力咽下，鼻慢慢吸氣，
口徐徐吐氣，靜坐吐納十五至三十分鐘。

堅持本功法鍛鍊，有助於防治胸脅邪毒積滯、腰痛
不可俯仰、面色暗滯無華、咽喉疼痛、口乾、胸滿嘔
逆、頭痛、耳聾、面頰腫、目赤腫痛、兩脅下痛引小
腹、頭暈目眩、眼珠疼痛等病症。

(二十)小雪十月中坐功勢

在小雪至大雪這段時間採用。每於凌晨一時至五時
間，盤腿正坐，左手按壓在左膝部，右手挽住左手肘關
節處，兩手分別用力，左手盡力向下按壓，同時肘部盡
力向外側拐，右手盡力向右側拉，使左肘部外拐之力與
右手內拉之力形成抗衡。稍作停頓後，改為右手按壓在
右膝部，左手挽住右手肘關節處，右手盡力向下按壓，
同時肘部盡力外拐，左手盡力向左側拉，使右肘部外拐
之力與左手內拉之力形成抗衡。如此反覆，兩手互換，
連做十五次。最後，正坐不動，兩手在小腹前呈抱球
狀，息心靜慮，兩唇微合，舌抵上腭，叩齒三十六次，
口中津生，鼓漱三次後，用力咽下，鼻慢慢吸氣，口徐
徐吐氣，靜坐吐納十五至三十分鐘。

　　本功法可用於防治婦人小腹腫，男子疝氣，遺溺、癃閉、四肢厥冷、關節時發腫痛、易發抽搐攣急、陰縮、泄瀉、胸中滿悶、喘急、心悸善恐等病症。

(二十一)大雪十一月節坐功勢

　　在大雪至冬至這段時間採用。每於夜半十一時至凌晨三時間，正身站立，兩手自兩側徐徐上提，手心朝上，提至肩平，上身保持不動。背重心移至右側，左腳盡力往外拐動；然後重心移至左側，右腳盡力往外拐動。用左右腳支撐身體，兩腳依次外拐，連作三十五次。然後，兩手上舉，盡力向上舉托。兩手托定，移動兩腿，先向前走三步，再往後退三步。如此兩手向上舉托，兩腳前後踏步，連作三十五次。最後，站立不動，兩手在小腹前呈抱球狀，息心靜慮，兩唇微合，舌抵上腭，叩齒三十六次，口中津生，鼓漱三次後，用力咽下，鼻慢慢吸氣，口徐徐吐氣，靜坐吐納十五至三十分鐘。

　　本功法可用於防治風濕毒氣、面色黧黑、舌乾口燥、口中熱、咽喉紅腫、咳逆上氣、咳唾有血、喘滿、頭暈目糊、驚恐、心痛、心煩、胃中嘈雜、饑不欲食、黃疸、泄瀉、陰下濕等病症。

(二十二)冬至十一月中坐功勢

　　在冬至至小寒這段時間採用。每於夜半十一時至凌晨三時間，盤腿正坐，兩手握拳，上身微往下俯，頭微

仰起，兩手分別按壓兩膝上。兩拳按定，向外著力，兩腿隨之作向内用力。如此一内一外，使兩腿内外搖動，連搖十次，搖動幅度宜大。然後，正坐不動，兩手在小腹前呈抱球狀，息心靜慮，兩唇微合，舌抵上腭，叩齒三十六次，口中津生，鼓漱三次後，用力咽下，鼻慢慢吸氣，口徐徐吐氣，静坐吐納十五至三十分鐘。

　　本功法可用於防治足痿、四肢不收、足下熱、臍腹痛、胸脅滿悶、腹大如鼓，大便乾燥，頸項腫痛、咳嗽上氣、腰冷如冰、少腹拘急、腹痛泄瀉、凍瘡、下痢等病症。

(二十三)小寒十二月節坐功勢

　　在小寒至大寒這段時間採用。每於夜半十一時至凌晨三時間，盤腿正坐，兩手提起，在胸前左手翻掌，向上舉托，右手平攤，五指分開，向下按壓，按壓在右大腿上，頭隨之向左轉動。稍作停頓後，改爲右手翻掌，向上舉托，左手平攤，五指分開，向下按壓在左大腿上，頭隨之向右轉動。如此兩手互換，反覆作十五次。最後，正坐不動，兩手在小腹前呈抱球狀，息心靜慮，兩唇微合，舌抵上腭，叩齒三十六次，口中津生，鼓漱三次後，用力咽下，鼻慢慢吸氣，口徐徐吐氣，静坐吐納十五至三十分鐘。

　　堅持本功法鍛鍊，對於防治食後即嘔、胃脘疼痛、腹部脹滿、痰飲嘔噦、瘧疾、善噫、肢體困重、食欲不振、心煩、心下急痛、溏泄、癃閉、黃疸、痢下五色、

大小便不利、面黃口乾、怠情、嗜臥、心下痞、善饑、不欲進食等病症均有效驗。

(二十四)大寒十二月中坐功勢

在大寒至立春這段時間採用。每於夜半十一時至凌晨三時間，著床平臥，兩腳向前平伸，坐定，兩手握拳，在臀部兩側略偏後處，據床支撐，兩手撐定，上身後仰，身體重心後移，兩手著力，右腿前伸不動，左腿內收，屈膝跪坐，全身重量偏壓在左腿上。稍作停頓，上身後仰，兩手著力，支撐身體，左腿向前平伸，改為右腿屈膝跪坐。如此一腿前伸不動，一腿屈膝跪坐，兩腿互換，連作十五次。最後正坐不動，兩手在小腹前呈抱球狀，息心靜慮，兩唇微合，舌抵上腭，叩齒三十六次，口中津生，鼓漱三次後，用力咽下，鼻慢慢吸氣，口徐徐吐氣，靜坐吐納十五至三十分鐘。

本功法對舌根強痛、肢體轉動不利、不能安臥、股膝內腫、腿部及足背部疼痛、腹脹、胸鳴、瀉下積食不化、足脛痿弱、九竅不通、足跗腫、水腫脹滿等病症，均有一定的防治效用。

六、八段錦

八段錦是我國古代流傳下來的著名動功功法。以「錦」命名，是言其珍貴。

採用八段錦鍛鍊，能收強健筋骨，通利關節，宣行

氣血，調養臟腑之良效，以臻祛病强身、延年益壽。老年養生專著《老老恒言》曾説，導引之法甚多，如八段錦，宣暢氣血，展舒筋骸，有益無損。對它甚爲推重。

八段錦的特點是採取立位或屈膝成馬步姿勢，以上肢運動爲主，輔以軀幹和頭頸運動的鍛鍊，配以均匀自然腹式呼吸，意守丹田，力求剛柔互濟，順乎自然。

(一)雙手托天

自然站立，兩脚平行分開，與肩同寬；兩臂自然下垂，手指伸直；兩眼微開，平視前方；舌尖輕抵上腭，口唇輕合，呼吸調匀；足趾抓地，足心上提，站立片刻，以求精神集中，全神貫注。

慢慢吸氣，兩臂隨吸氣徐徐自左右兩側上舉，過肩上頭，在頭頂上方十指交叉；兩手十指叉定後翻掌，掌心向上做托舉動作；同時，兩足跟盡量上提，站立片刻；慢慢呼氣，隨著呼氣，十指鬆開，兩手從兩側徐徐放下，兩足跟隨之著地，還原成預備式。如此反覆，連做數遍。

做本勢動作時，講究動作與呼吸的配合，手臂上舉時吸氣，吸氣深長；足跟離地站立時宜閉氣；兩臂放下時呼氣，呼氣徐緩。

(二)左右開弓

自然站立，兩脚平行分開，略寬於肩；兩臂自然下垂，兩眼平視前方，舌抵上腭，口唇輕合，呼吸調匀，

全身放鬆。

慢慢吸氣，隨著吸氣，左脚向左側方跨出一步，兩腿屈膝成馬步，兩臂在胸前交叉，右臂在內，左臂在外；左手握拳，食指與拇指撐開，成八字形，左手緩緩向左側推出、伸直，目視左手食指，頭隨之轉動；與此同時，右手握拳，展臂向右平拉，如拉弓狀；而後，慢慢呼氣，隨著呼氣，兩臂放鬆，兩手徐徐放下，輕靠腿側，左脚收回一步，恢復正身站立姿勢；承上，慢慢吸氣，隨著吸氣，右脚向右側跨出一步，兩腿屈膝成馬步，兩臂在胸前交叉，左臂在內，右臂在外；右手握拳，食指與拇指撐開，成八字形，右手緩緩向右側推出、伸直，目視右手食指，頭隨之轉動；與此同時，左手握拳，展臂向左平拉，如拉弓狀；而後，慢慢呼氣，隨著呼氣，兩臂放鬆，兩手徐徐放下，輕靠腿側，右脚收回一步，恢復正身站立姿勢。

在展臂、拉弓時，配合吸氣，吸氣宜深長，至做完拉弓動作爲止。做拉弓動作時，肘部要抬平。此動作可反覆連做數遍。

(三)鐵臂單舉

自然站立，兩脚靠攏，膝關節伸直，兩臂自然下垂兩腿側。

慢慢吸氣，在吸氣的過程中，左手慢慢上提，在身前成竪掌向上，繼續上舉，左臂伸直後，翻掌上撐，指尖朝向右側；與此同時，右手下按，掌心向下，指尖向

前；如此左手上舉，右手下按定，慢慢呼氣；承上，慢慢吸氣，在吸氣的過程中，右手慢慢上提，在身前成竪掌向上，**繼續上舉**，右臂伸直後，翻掌上撐，指尖朝向左側；在這同時，左手下按，掌心向下，指尖向前；右手上舉，左手下按定，慢慢呼氣。

此動作可反覆連作數遍，練功時，一手上舉、一手下按宜同時進行，兩手活動的過程中，配合吸氣；舉按定後，暫停活動，配合呼氣。

(四)轉頸後瞧

兩腳平行站立，與肩同寬，兩臂自然下垂，緊貼於腿側。

慢慢吸氣，吸氣的同時，頭慢慢向左側轉動，眼朝左後方看，稍停片刻；而後，慢慢呼氣，頭轉回原位，眼向前看；慢慢吸氣，吸氣時頭慢慢向右側轉動，眼朝右後方看，稍停片刻；而後，慢慢呼氣，隨著呼氣，頭轉回原位，眼向前看。

本動作可反覆連做數遍。本功法以活動頭、頸、眼睛爲主，頭部轉動時，身體手脚都應當保持不動。轉動動作宜緩慢柔和，呼吸要細長勻調。

(五)搖頭擺尾

兩腿開立，比肩略寬。上身稍往下俯，膝關節微屈，成騎馬勢；兩手扶膝上，虎口向上。

慢慢吸氣，吸氣時屈身前俯，頭及上身向左側做弧

形擺動，同時臀部盡力向右擺動；逐漸復原成預備式姿勢，復原過程中，同時呼氣；慢慢吸氣，吸氣時屈身前俯，頭及上身向右側做弧形擺動，同時臀部盡力向左擺動；逐漸復原成預備式姿勢，復原過程中，配合呼氣。

　　本動作可反覆作數遍。練功時，雖是頭、上身及臀部在活動，而其關鍵乃在於腰，所以要特別注意腰部肌肉的放鬆，活動的柔和圓滑。

(六)兩手攀足

　　自然站立，兩腳併攏，兩膝伸直。

　　上身緩緩前屈，兩臂下垂，雙手觸摸腳尖，手摸定，頭稍稍抬起，可配合吸氣；頭及上身慢慢抬起、挺直，恢復正立姿勢。這一過程中配合呼氣；慢慢吸氣，在吸氣的同時，兩手移放背後，以手掌抵住腰骶部，人體緩緩後仰；而後，慢慢復原，恢復正身站立姿勢。這一過程中配合呼氣。

　　本動作雖是兩手攀足，但實際所起到的作用是對腰臀進行有效的鍛鍊。所以，兩手攀足時，上身要盡量下屈，腿膝宜保持直立，不能彎曲。初練者兩手不一定能攀至足掌，按至踝關節也可，隨著練功次數的增多，自會實現兩手攀足。如兩手已經攀足了，但腰肌還未得到最大限度的伸展，可採用兩手捏拳的辦法。

(七)攢拳怒目

　　自然站立，兩腳分開，比肩稍寬，屈膝成馬步；兩

手握拳，屈肘，置於兩側腰部，拳心向上。

　　慢慢吸氣，隨著呼氣，左拳向前方緩緩擊出，手臂伸直，拳心朝上；擊出時微微擰腰向右，左肩隨之稍向前側轉；兩眼睜大，向前虎視；左拳收回，復原爲預備勢，同時吸氣；吸氣後呼氣，隨著徐徐呼氣，右拳向前方緩緩出擊，手臂伸直，拳心朝上；擊出時微微擰腰向左，右肩隨之稍向前側轉；兩眼睜開，向前虎視；右拳收回，復原爲預備勢，同時吸氣。

　　出拳時，動作雖宜和緩，但拳宜緊捏，用力宜猛；可配合脚趾用力抓地，瞪眼怒目。復原時，全身放鬆，兩眼也宜放鬆休息。兩手互爲出拳，可反覆練習。

(八)背後七顛

　　自然站立，兩脚平行開立，與肩同寬，也可兩脚相併；兩手下垂，兩掌心貼在大腿前，兩膝伸直不屈。

　　徐徐吸氣，吸氣的過程中，兩脚前掌支撐身體，足跟盡量提起，頭向上頂；慢慢恢復正身站立姿勢，足跟著地，自然站立，同時呼氣。

　　本勢動作，足跟上提時，會有繃緊的感覺，但當足跟落地時，會感到全身徹底放鬆。一抬起，一落下，一弛一張，身體會產生一種「顛」的良性刺激，有裨健康，宜反覆多做。

　　本動作是八段錦功法中的最後一勢，練習本勢在於放鬆機體，所以，應當做到全身放鬆。

七、臞仙導引法

本法相傳爲明太祖第十七子臞仙所編創。它是動静結合的八段錦系統套路，共有八節動作。因爲它採用的是坐式，注重凝神行氣，偏於柔和，故又被稱爲「文八段錦」。堅持本功法鍛鍊，能使肌表固密，免遭病邪人侵，心神安寧，使人夜睡寧謐，且能強健身體，防治疾病，延年益壽。本功法鍛鍊，活動量較少，而收效顯著，是年老體弱者樂意採用的練功方法之一。

(一)叩齒集神法

盤腿而坐，正坐不偏，含胸拔背，直腰收腹，垂肩鬆肘，兩手輕握，置於小腹前；兩目微閉，口唇輕合，調匀呼吸；排除雜念，静心息慮，意守丹田。

上下齒相叩，連叩三十六次。

兩手徐徐上提，相叉在項後，緊貼頭項，稍用力向前拉，同時頭部稍用力向後側，使前後形成撐力。

如此手拉頭倒，暗數呼吸九次而止。呼吸宜細長，數息不能發聲。

而後，兩手鬆開，沿著頭皮稍往前移，兩掌掩住雙耳，掌心緊貼耳孔，兩手的中指貼在枕骨外粗隆兩側凹陷處，然後將食指搭於中指背上，食指稍用力下滑，扣擊凹陷處。兩手同時進行，各扣二十四次。

(二)搖天柱法

承上，兩手鬆開，緩緩放下，十指交叉(或兩手相握)，置於小腹前，靜心凝神片刻。

頭慢慢向左側轉動，上身隨之稍向左側側轉，轉動的過程中同時吸氣；待轉至左側，眼看左側肩部，同時呼氣。

待呼氣後，頭及上身慢慢向右側轉動，一併吸氣；待轉至右側，眼看右側肩部，同時呼氣。

如此反覆，轉動二十四次。

(三)舌攪漱咽法

承上，正坐不動，息心靜慮，意守丹田，自然均勻呼吸。

用舌攪動齒內、齒外、齒上、齒下及面頰部，待津生滿口，鼓漱三十六次，然後分三次咽下，每咽宜汩汩有聲，用意念直送至腹部丹田。

(四)摩腎堂法

咽津後，用鼻吸清氣一口，以意念引入丹田，然後閉氣，兩手掌互搓至熱，至閉氣不能忍耐時，雙手摩擦腰腎部位，同時慢慢呼氣。

兩手摩腰三十六次，然後收兩手置於小腹前，再徐徐吸氣，吸氣後閉氣，意念心頭之火下燒丹田，覺似有熱，仍放氣從鼻中出。

(五)單關轆轤法

承上，頭稍低下，兩手握拳，曲肘後縮，上提，前伸，下滑，復後縮，以肘關節帶動肩部活動，如絞車一般，先做左手活動左肩，後做右手活動右肩，各做三十六次。

(六)雙關轆轤法

如上法，兩手同時活動，連做三十六次。

意念火自丹田透雙關，入腦户，鼻吸清氣。

慢慢將兩腳向前伸出，改盤腿坐爲兩腳前伸平坐。

(七)托天按頂法

兩手十指相叉，翻掌向上，先按所叉之手於頭頂，然後盡力上托。上托時，要做到似確有重石在手掌上，腰身俱著力上聳。

手上托後，慢慢放下，安於頭頂，然後復盡力上托。

如此反覆，連續舉托九次。

(八)勾攀法

九次舉托後，兩手鬆開，向前伸出，身向前傾

用兩手向前勾攀腳心十二次。

做完勾攀腳心動作後，恢復盤腿正坐姿勢，寧神靜坐片刻，待口中津液生成，鼓漱數次後，分三次咽下。

如口中没有唾液分泌，可用舌頭快速攪動口齒面頰，自
會津液滿口。咽後再攬再咽，連做三遍，共吞九次。吞
咽畢，再做雙關轆轤法，活動兩肩二十四次。接著，想
丹田之火自下而上，燒遍全身，通身皆熱而止。

八、十六段錦

十六段錦，爲導引類動功。它由明代冷謙在八段
錦、五臟導引法等數百式導引法的基礎上，結合個人體
會整理歸納而成的。他曾指出，莊子曰：「吹嘘呼吸，
吐故納新，熊經鳥伸，爲壽而已矣。」此導引法，養形
之秘，彭祖壽考之所由也。其法自修養家所談，無慮數
百端，今取其要約切當者十六，修參之諸論，大概備
矣。由於冷謙的約編，才有了動作簡單、方便練習的十
六段錦動功功法。

本功法功能通利經脈，活絡關節，運行氣血，疏解
病邪，調和臟腑，有一定的輕身減肥，祛病強身作用。

在練功時間上，要求選擇在夜半至凌晨這段時間內
進行，其因是此時心情平定，腹中虛空，練之最有益於
人。練功時應靈活對待。

第一節

先眼睛輕閉，排除雜念，息心靜慮，冥心端坐，叩
齒三十六次。然後，兩臂屈肘，兩手抱住頸項，帶動頭
和緩地向左右兩側轉動二十四次。此能去除兩脅的積聚

風邪。

第二節

　　兩臂屈肘，兩手十指在胸前相叉、翻掌、向上推出，使掌心向上；待兩臂推直後，再翻掌收回胸前，反覆做二十四次。又兩手十指相叉，以掌心按壓頸項二十四次。此能去除胸膈間邪氣。

第三節

　　兩臂屈肘，兩手掩兩耳，掌根向前，手指貼住腦後，食指壓在中指上，再用食指滑彈後腦部二十四次。此能去除項後風池間的邪氣。

第四節

　　兩手相重叠，先手掌按壓左膝，上體向左扭轉；再手掌按壓右膝，上體向右扭轉，做二十四次。此能去除肝臟風邪。

第五節

　　左臂向前慢慢用力推直，同時右臂屈肘，慢慢用力向後拉，兩手一推一拉，如引弓射箭。兩臂交替動作，輪流進行，連作二十四次。此能去除臂腋的積聚風邪。

第六節

　　坐地上，兩臂向兩上方伸舉，頭向左右兩側扭轉，

眼睛隨著扭轉的方向盡量向後看，同時肩臂也隨頭的方向一起扭轉，做二十四次。此能去除脾臟的積聚風邪。

第七節

兩手握成拳，以拳面抵住兩側肋部，然後兩肩交替前後擺動二十四次。此能去除腰脅間風邪。

第八節

先左臂下垂，右臂屈肘握拳，捶擊左臂；再右臂下垂，左臂屈肘握拳，捶擊右臂。左右交替，各做二十四次。又兩臂在背後屈肘，兩手握拳，拳眼處交替捶擊背脊，以及腰部、臀部，做二十四次。此能去除四肢和胸臆間邪氣。

第九節

坐地上，先兩臂同時慢慢用力向左側上方推舉，手指伸直，掌心向上，同時上體斜向右側；再兩臂同時慢慢用力向右側上方推舉，手指伸直，掌心向上，同時上體斜向左側。左右交替進行，做二十四次。此能去除肺臟積聚的風邪。

第十節

坐地上，兩腿向前伸直，腳跟著地，腳尖朝上，然後上體前屈，兩手向前攀兩腳十二次。再兩腿屈膝，以左小腿放在右膝上，以右小腿放在左膝上，然後用兩手

按摩兩腿二十四次。此能去除心胞和經絡間的邪氣。

第十一節

　　站立，兩手向前撐地，先屈膝、縮身，然後用力蹬腿，將臀部舉起，同時背部用力上挺，做十二次。此能去除心臟和肝臟積聚的風邪。

第十二節

　　站立，上體後仰，兩手向後撐床。然後上體向左扭轉，同時眼睛向左後看；再上體向右扭轉，同時眼睛盡量向右後看。左右交替，做二十四次。此能去除腎臟風邪。

第十三節

　　站立，兩臂自然下垂，兩手握成拳，然後緩步向前走，要求步行時，同手同腳進行。即左腳向前邁，同時左臂向前擺；右腿向前邁，同時右臂向前擺，做二十四次。此能去除兩肩之風邪。

第十四節

　　兩臂背後屈肘，兩手相握，然後上體前屈，以前、左、後、右或前、右、後、左的順序，做上體的繞環運動，二十四次。此能去除兩脅之風邪。

第十五節

站立，先以左脚向右脚外側邁步，再以右脚向左脚外側邁步。兩脚交替動作，向前走數十步。此能去兩腿間風邪。

第十六節

平坐，兩腿向前伸直，然後兩腿內旋，使兩脚尖相對；再兩腿外旋，使兩脚跟相對，反覆做二十四次。此能去除兩脚和兩腿的風邪。

以上十六節動作做完以後，再平定情緒，排除雜念，冥心端坐，眼睛輕閉，用舌尖抵住上腭，在口中攪取津液，待津液滿口後，鼓漱三十六次，咽下。咽津時要猶如活水急流，快吞深咽。最後，閉氣，意想丹田中火由下而上，向全身內外散發，這時整個身子都會有蒸熱的感覺。

九、太極二十四勢

太極二十四勢，即太極拳，它是一種動作與意念、呼吸密切結合的氣功導引運動，屬於導引類動功。

採用本法鍛鍊，要求排除雜念，精神專注，使百脈通暢，氣血周流全身。同時要求以意導氣，以氣運身，內氣發於丹田，經任、督、帶、冲諸經脈，上行肩、臂、肘、腕，下行胯、膝、踝，以至於手指脚趾，

周流全身後，復歸於丹田，而起活動筋骨，疏通經脈，行氣活血的作用。它是人們喜愛的強身健體，袪病延年的醫療保健功之一。

　　鍛鍊時，採用腹式自然呼吸，做到呼吸深長、柔和、均勻，氣沉丹田。全身放鬆，沉肩墜肘，鬆胯鬆腰，以腰爲軸，通過旋腰轉脊的動作，帶動全身活動，動作要輕柔自然，連綿不斷，使意氣相合，百脈周流。本法講究動作與腹式呼吸運動的自然協調，通過橫膈膜的不斷升降和胸、背及腹部肌肉的弧形鬆沉與旋轉運動，以及肛門括約肌的一緊一鬆，以起到防治疾病，增進健康的作用。

　　研究結果表明，本法確實具有良好的調和臟腑、增強體質、防治疾病、延年益壽的效用，同時，還有著很好的減肥健美作用。

(一)起勢

　　正身站立，兩腳分開，與肩同寬，兩手自然下垂，手指微屈，輕靠兩大腿外側。頭正頸直，兩目平視，舌抵上腭，口唇輕合，全身放鬆，呼吸自然調和。

　　兩手手心向下，慢慢向前上舉，平舉至肩平。

　　上身保持正直，慢慢屈膝下蹲，成半蹲狀，兩掌輕輕下按，兩肩下沉，兩肘鬆垂，手指自然微屈，與膝相對，身體重心落於兩腿中間。

(二)左右野馬分鬃

1. 左野馬分鬃

上身微向右轉，身體重心移至右腿上；右手在胸前平屈，手心向下；左手屈肘，向右下方劃弧至右手下，手心向上。這時，兩手相對，成抱球狀。與此同時，左腳收至右腳內側，腳尖點地，兩眼注視右手。

上身微向左轉，左腳向左前方邁出一步，腳跟著地；隨即右腳跟後蹬，右腿漸漸伸直成左弓步，身體重心移至左腿，兩手分別向左上、右下劃弧、分開；上身繼續向左側轉，左手向左上劃弧，高與眼平，手心斜向上；右手向右下劃弧，手心向下，在右胯旁按掌。兩眼注視左手。

2. 右野馬分鬃

上身慢慢後坐，身體重心移到右腿上，左腳尖蹺起，微向外撇，隨即左腿慢慢前弓，身體向左轉，重心再轉移到左腿上，兩手劃弧，左手翻轉向下，收在胸前平屈，右手向左上劃弧，放在左手下，兩手相對成抱球狀；右腳隨即收到左腳內側，腳尖點地，兩眼注視左手。

上身微向右轉，右腳向右前方邁出一步，腳跟著地；隨即左腳跟後蹬，左腿漸漸伸直成右弓步，身體重心移至右腿，兩手分別向左下、右上分開；上身繼續向右側轉，右手向右上劃弧，高與眼平，手心斜向上；左手向左下劃弧，手心向下，指尖向前，在左胯旁按掌。

兩眼注視右手。

接著，再做一遍「左野馬分鬃」，動作如前。

(三)白鶴亮翅

上身微向左轉，右手翻掌，手心轉向上，向左劃弧；右脚隨即向前跟進半步，前脚掌著地；左手掌向下，左臂在胸前平屈，與右手相對成抱球狀，兩眼注視左手。

右脚跟進半步，上身微向右轉，慢慢後坐，重心移到右脚上；左脚稍向前移，脚尖點地，成左虛步。與此同時，兩手向右上、左下劃弧分開，兩眼視綫隨右手而移動；身體微向左轉，右手上提至右額前，手心斜向左後方；左手落在左胯前，手心向下按掌，指尖朝前，頭正頸直，兩眼注視正前方。

(四)左右摟膝拗步

1. 左摟膝拗步

上身微向左轉，右手由額前向下劃弧，經胯側再向右後上方劃弧到右耳旁，臂微屈，手心斜向上；左手隨之由左胯側向上劃弧，至胸前再向右下劃弧，手心斜向下，眼看右手。上身微向右轉，重心落在右脚上，左脚收至右脚內側，脚尖點地。

上身微向左轉，左脚向左前側方邁出一步，與此同時，右手由耳側向前推去，手心向下，高與鼻尖平；左手向下，由左膝前摟過，落於左胯旁，指尖向前，眼看

右手手指，隨右手的活動而移動；身體重心由右移至左腿，成左弓尖步。

2. 右摟膝拗步

上身慢慢後坐，身體重心移到右腳上；左腳尖蹺起，微向外撇；同時，身體微向左轉，左腿屈膝前弓，身體重心移到左腳上；右腳向左腳靠攏，移至左腳内側，腳尖點地。與此同時，左手向外翻掌，由左後方向上平舉，手心向上，右手隨轉體先向上再向左下劃弧落於左肩前，手心向下，眼看左手。

上身微向右轉，右腳向前，邁出成右弓步，同時左手屈回，由耳側向前推出，高與鼻尖平；右手向下自右膝前摟進，落於右胯旁，眼看左手手指。

上身慢慢後坐，身體重心移到左腳上；右腳尖蹺起，微向外撇，同時，身體微向右轉，右腿屈膝前弓，身體重心移到右腳上；左腳向右腳靠攏，移至右腳内側，腳尖點地。與此同時，右手向外翻掌，由右後方向上平舉，手心向上，左手隨轉體先向上再向右下劃弧落於右肩前，手心向下，眼看右手。

上身微向左轉，左腳向前，邁出成左弓步，同時右手屈回，由耳側向前推出，手心向下，高與鼻尖平，左手向下，自左膝前摟過，落於左胯旁，指尖向前，眼看右手手指。

(五)手揮琵琶

身體重心轉到左腳上，右腳向前跟進半步；上身後

坐，稍向右轉，身體重心移到右腳上，左腳略提起，稍
向前移，變成左虛步，膝部微屈，腳跟著地，腳尖翹
起；右手收回放在左臂肘部裏側，掌心斜向前下方；左
手由下向左，向上劃弧，掌心斜向前下方，高與鼻平，
眼看左手。

(六)左右倒捲肱

1. 左倒捲肱

上身右轉，右手翻掌，手心向上，右臂下經右胯向
後上方劃弧平舉，至與耳同高，臂微屈；左手翻掌向
上，左腳尖落地，眼睛先向右肩，再轉向前方看左手。
右臂屈肘回收，右手從耳側向前推出，手心向前，左手
屈肘後撤，經左肋外側向後上劃弧平舉，手心向上；右
手隨之再翻掌向上。同時左腿屈膝輕輕提起，向後偏左
側退一步，腳尖先著地，慢慢踏實，身體重心逐漸移至
左腿上，成右虛步。右腳以腳掌為軸將腳扭正，眼隨轉
身左看，再轉看右手。

2. 右倒捲肱

上身微向左轉，左手翻掌，手心向上，左臂向下經
左胯向後上方劃弧平舉，至與耳同高，臂微屈；右手翻
掌向上，右腳尖落地，眼睛先看左肩，再轉向前方向右
手。左臂屈肘回收，左手從耳側向前推出，手心向前，
右手屈肘後撤，經右肋外側向後上劃弧平舉，手心向
上；左手隨之再翻掌向上。同時右腿屈膝輕輕提起，向
後偏右側退一步，腳尖先著地，慢慢踏實，身體重心逐

漸移至右腿上，成左虛步。左脚以脚掌爲軸將脚扭正，眼隨轉身看右手，再轉看左手。

在具體練習時，本法要反覆做兩遍，即「左倒捲肱——右倒捲肱——左倒捲肱——右倒捲肱」。

(七)左攬雀尾

上身慢慢向右轉，左手自然下落，向身前劃弧，至右肋前，手心向上；右手由胯側向右後上方劃弧平舉，手心向右上方，右臂屈肘，手心翻轉向下，收至右胸前，與左手相對成抱球狀。右脚尖微向外撇，左脚收至右脚内側，脚尖點地；重心仍在右腿上，眼看右手。

左脚向左前方邁出，上身微向左轉，右腿自然伸直，右脚跟向後蹬，脚尖向裏扣，成左弓步；與此同時，左臂平屈，用前臂外側及手背向左側推出，高與肩平，手心向後；右手向右下方劃弧，放於右胯旁，手心向下，指尖向前，眼看左前臂。

上身微向左轉，左前臂内旋，並向左前方伸出，翻掌向下，右前臂外旋，經腹前向左上劃弧至左前臂裏側，手心向上；上身稍向右轉，兩手向下經腹前向右後上方劃弧後捋，直至右手高與耳平，手心向上；左臂平屈於胸前，手心向後。同時，右腿屈膝，身體後坐，左腿自然伸直，重心移到右腿上，眼看右手。

上身微向左轉，轉至面向前方，右臂屈肘折回至胸部，右手與左腕相對，附於左手腕裏側，相距五厘米，雙手同時向前緩緩推出，左手心向後，右手心向前，兩

臂呈弧形，隨著兩臂推出，左腿屈膝前弓，右腿自然伸直，成左弓步，重心慢慢前移，眼睛注視左手腕部。

　　右手經左手腕上方，向前向右伸出，與左手齊，手心向下；左手翻掌向下，兩手向左右分開，寬與肩同。然後，上身慢慢後坐，身體重心移到右腿上，左腳尖蹺起。同時，兩手屈肘回收至胸前，手心向前下方，兩眼向前平視。

　　兩手向前、向上推出，手心向前，手腕部高與肩平；同時左腳踏實，左腿屈膝前弓，右腿自然伸直，成左弓步，身體重心慢慢前移，兩眼向前平視。

(八)右攬雀尾

　　上身後坐，同時右轉，右腿屈膝，重心移到右腿上，左腿自然伸直，左腳尖盡量裏扣。右手掌心向外，向右平行劃弧至右側，然後由右下經腹前向左上劃弧至左肋前，手心向上；左手翻掌向胸前平屈，手心向下，與右手相對，成抱球狀，重心移至左腿上，右腳收至左腳內側，腳尖點地，眼看左手。

　　右腳向右前方邁出，上身微向右轉，左腿自然伸直，左腿跟向後蹬，腳尖向裏扣，成右弓步。同時，右臂平屈，用前臂外側及手背向右推出，高與肩平，手心向後，左手向左下方劃弧，放於左胯旁，手心向下，指尖向前，眼看右前臂。

　　上身微向右轉，右前臂內旋，並向右前方伸出，翻掌向下，左前臂外旋，經腹前向右上劃弧至右前臂裏

側，手心向上；上身稍向左轉，兩手向下經腹前向左後上方劃弧後将，直至左手高與耳平，手心向上；右臂平屈於胸前，手心向後。同時，左腿屈膝，身體後坐，右腿自然伸直，重心移到左腿上，眼看左手。

上身微向右轉，轉至面向前方，左臂屈肘折回至胸部，左手與右腕相對，附於右手腕裏側，相距約五公分，雙手同時向前緩緩推出，右手心向後，左手心向前，兩臂呈弧形，隨著兩臂推出，右腿屈膝前弓，左腿自然伸直，成右弓步，重心慢慢前移，眼睛注視右手腕部。

左手經右手腕上方，向前向左伸出，與右手齊，手心向下；右手翻掌向下，兩手向左右分開，與肩同寬。然後，上身慢慢後坐，重心移到左腿上，右脚尖蹺起。同時，兩手屈肘回收至胸前，手心向前下方，兩眼向前平視。

兩手向前向上推出，手心向前，手腕部高與肩平；同時右脚踏實，右腿屈膝前弓，左腿自然伸直，成右弓步，重心慢慢前移，兩眼向前平視。

(九)單鞭

上體後坐，重心逐漸移至左腿上，右脚尖裏扣，上身同時左轉，兩手一併向左劃弧，左臂至身體左側平舉，手心向左，右手至左肋前，手心向後上方，眼看左手。

身體重心移到右腿上，上身右轉，左脚向右脚靠攏，脚尖點地，右手隨上身轉動向右上方劃弧，至右側

時變爲勾手，臂與肩平，左手向下經腹前向右上劃弧，
至右肩前，手心向後，兩眼注視右手。

上身微向左轉，左脚向左側方邁出，脚跟著地，同
時左手隨上身左轉而經面前向左劃弧，右脚跟後蹬稍外
展，重心逐漸移向左腿，左腿屈膝前弓，右腿自然伸
直，成左弓步；左掌慢慢向前推出，最後手心向前，手
指與眼齊平，右臂微屈，成勾手，在身體右後方，與肩
同寬，兩眼注視左手。

(十)左雲手

上身後坐，重心移至右腿，身體漸向右轉，左脚尖
裏扣，左手向下經腹前劃弧至右肩前，掌心斜向後；同
時，右手變掌，手心向右，目視左手。

上身慢慢向左轉，身體重心慢慢左移，左手由面部
前方向左劃弧，至身體左側，左掌外翻；右手由下經腹
前劃弧至左肩前，手心斜向後；同時，右脚輕提，向左
脚內側收靠，落地踏實，成小開立步，兩脚相距約十五
公分，眼看右手。

上身慢慢向右轉，右手由面部前方向右上劃弧，至
身體右側，右掌外翻，掌心向右；左手由下經腹前向右
上劃弧至右肩前，手心斜向後；同時，左脚輕提，待重
心完全移至右腿後，左脚向左橫跨一步，落地踏穩，眼
看左手。

接著，上身再慢慢向左轉，身體重心左移，左手由
面部前方向左劃弧，至身體左側，左掌外翻；右手由下

經腹前劃弧至左肩前，手心斜向後；同時，右脚輕提，向左脚內側收靠，落地踏實，成小開立步，兩脚相距約十五公分，眼看右手。

然後，復上身慢慢向右轉，右手由面部前方向右上劃弧至身體右側，右掌外翻，掌心向右，左手由下經腹前向右上劃弧至左肩前，手心斜向後；同時，左脚輕提，待重心完全移至右腿後，左脚向左橫跨一步，落地踏穩，眼看左手。

最後，上身慢慢向左轉，身體重心慢慢左移，左手由面前向左劃弧，至身體左側，左掌外翻；右手由下經腹前劃弧至左肩前，手心斜向後；同時，右脚輕提，向左脚內側收靠，落地踏實，成小開立步，兩脚相距約十五公分，眼看右手。

(十一)單鞭

上身右轉，右手繼續向右劃弧，至身體右側，翻掌變勾手；左手經腹前向右上劃弧至右肩前，手心向後，重心移至右腿，左脚尖點地，眼看左手。

上身微向左轉，左脚向左側方邁出，右脚跟後蹬，成左弓步；身體重心移向左腿，左手慢慢翻掌，轉向前推出，成單鞭式。

(十二)高探馬

右脚向前跟進半步，身體重心移至右腿上。右勾手變成拳，兩手心翻轉向上，兩肘微屈，同時身體微向右

轉，左腳跟漸漸離地，成左虛步，眼看左手。

上身微微左轉，右掌經耳旁向前推出，手心向前，手指與眼同高，左手收至左側腰前，手心向上，同時左腳微向前移，腳尖點地，眼看右手。

(十三)右蹬腳

左手掌心向上，前伸至右手腕背面，兩手交叉，手背相對，隨即向兩側分開，向下劃弧，手心斜向下，同時左腳提起，向左前方進步，成左弓步。

重心漸漸移至左腳，右腳跟進至左腳內側，腳尖點地。兩手繼續劃弧，右手在外，交叉合抱於胸前，手心向後；兩臂向左右分開劃弧、平舉，手心向外；同時，右腳提起，向右前方慢慢蹬出，眼看右手。

(十四)雙峰貫耳

右腿屈膝收回，膝蓋提起，左手由後上向前下落，右手心也翻轉向上，兩手同時向下劃弧分落於右膝蓋兩側，手心翻轉向上。

右腳向右前方落下，身體重心漸漸前移，成右弓步；同時，兩手下落，慢慢變拳，分別從兩側向上向前劃弧至面前成鉗形狀，拳眼斜向右，兩拳相距十至二十公分，眼看右拳。

(十五)轉身左蹬腳

左腿屈膝後坐，身體重心漸移到左腿上，上身左

轉，右腳尖向裏扣；兩手由拳變掌，分別從上向左右劃弧，分開平舉，手心向前，眼看左手。

右腿屈膝後坐，身體重心再漸移至右腿上，左脚提起，收靠於右脚內側，脚尖點地；兩手繼續劃弧，由下合抱至胸前，左手在外，掌心向後，兩眼平視左方。

兩臂同時向左前、右後劃弧分開，同時翻掌；左腿屈膝提起，左脚向左前方慢慢蹬出，眼看左手。

(十六)左下勢獨立

左腿屈膝收回，上身右轉，左手向上、向右劃弧下落，立於右肩前，掌心斜向外後方；同時，右掌變爲勾手，眼看右手。

右腿屈膝下蹲，左腿向左側偏後伸出，成左撲步，左腿伸直，脚尖裏扣；左手下落，向下經左腿內側向前穿出，眼看左手。

以左脚跟爲軸，左脚脚尖略外撇，屈膝前弓，右脚脚尖裏扣；身體重心前移，上身微向左轉並向前起身，同時，左掌繼續前穿，立掌挑起，右勾手下落，眼看左手。

身體重心移至左腿，右腿慢慢屈膝提起，成平屈狀，脚尖自然下垂，成左獨立式；右手同時變掌，由後下方順右腿外側向前劃弧挑起，屈臂立於右腿上方，肘與膝相對，手心向左；左手下按，落於左胯旁，手心向下，眼看右手。

(十七)右下勢獨立

右脚下落於左脚前，脚尖點地，然後以左脚掌爲軸，向左轉動，左脚微向外撇，身體亦隨之向左轉動，左手向後平舉變勾手，右手隨著身體轉動向左側劃弧，立於左肩前，手心斜向後，眼看左手。

左腿屈膝下蹲，右腿向右側偏後伸出，成右撲步，右腿伸直，脚尖裏扣；右手下落，向下經右腿內側向前穿出，眼看右手。

以右脚跟爲軸，右脚脚尖盡量外撇，屈膝前弓，左脚脚尖裏扣；身體重心前移，上身微向右轉並向前起身，同時，右掌繼續前穿，立掌挑起，左勾手下落，眼看右手。

身體重心移至右腿，左腿慢慢屈膝提起，成平屈狀，脚尖自然下垂，成右獨立式；左手同時變掌，由後下方順左腿外側向前劃弧挑起，屈臂立於左腿上方，肘與膝相對，手心向右；右手下按，落於右膝旁，手心向下，眼看左手。

(十八)左右穿梭

左脚在左前側落地，脚尖外撇，身體微向左轉，重心移至左腿，兩腿屈膝成半盤式；右脚向左脚內側靠攏，脚尖點地，兩手左上右下在胸前成抱球狀，眼看左手前臂。

身體右轉，右脚向右前方邁出，成右弓步；右手一

邊翻掌，一邊劃弧上舉至右額前，手心斜向上，左手先
向左下劃弧至左肋側經胸前向前上方推出，眼看左手。

　　身體重心略向後移，上身微向左轉，隨即重心移至
右腿，右腳尖稍向外撇，左腳跟進，腳尖點地，落於右
腳內側，兩手劃弧，在右胸前右上左下成抱球狀，眼看
右前臂。

　　身體左轉，左腳向左前方邁出，成左弓步；左手一
邊翻掌，一邊劃弧上舉至右額前，手心斜向上，右手先
向右下劃弧至右肋側，再經胸前向前上方推出，眼看右
手。

(十九)海底針

　　右腳向前跟進半步，身體重心移至右腿上，左腳稍
前移，腳尖點地，成左虛步；身體稍右轉，左手向胸前
劃弧；同時，右手向胸前劃弧；身體向左轉，左手劃弧
至左胯旁，手心向下，指尖向前；右手先向下，繼而向
上，再從右耳旁斜向前下方插出，掌心向左，指尖斜向
下，眼看前下方。

(二十)閃通臂

　　上身稍向右轉，左腳向前邁出，屈膝弓腿，成左弓
步；同時，右手由體前上提，屈臂上舉至右額前，掌心
翻轉向上，拇指朝下；左手上起，向前平攤，手心向
前，推至與鼻尖平，眼看左手。

(二十一)轉身搬攔捶

上身後坐，身體重心移到右腿上，左腳尖裏扣，右腳以掌心爲軸，向右後轉，身體隨之轉動，重心漸移至左腿；與此同時，右手變拳，向右下劃弧經腹前劃弧至右肋旁，拳心向下，左掌上舉於頭前方，掌心斜向上，眼看前方。

向右轉身，右拳隨之經胸前向前翻轉撇出，拳心向上；左手向下劃弧，落於左胯旁，右腳收回，然後向前邁出，腳尖外撇，眼看右拳。

身體重心移到右腿上，左腳向前邁出一步；左手上起，經左側向前平行劃弧攔出，掌心向前下方，與此同時，右拳向右劃弧，收到右腰旁，拳心向上，眼看左手。

左腿前弓，變成左弓步，右拳向前打出，拳眼向上，高於胸平，左手附於右前臂裏側，眼看右拳。

(二十二)如封似閉

左手由右腕下向前伸出，右拳同時變掌，待左手行至右手背處時，兩手分開，與肩同寬，手心向上，平舉於體前。

上身慢慢後坐，重心移到右腿上，左腳尖曉起，同時兩臂屈肘，眼看前方。

兩掌翻轉向下，收至兩肋前；右腿自然伸直，左腿屈膝成左弓步；同時兩手向前上方推出，腕與肩平，手

心向前，眼看前方。

(二十三)十字手

右腿屈膝後坐，重心移向右腿，左腳尖裏扣，向右轉體；右腳隨之腳尖稍向外撇，成右弓步；右手向右劃弧，與左手成兩臂側平舉狀，肘部下垂，兩手心斜向前，眼看右手。

身體重心慢慢移到左腿上，右腳尖裏扣，然後向左收回，與左腳成開立步態，兩腳距離與肩同寬；同時兩手向下，經腹前向上劃弧，交叉合抱於胸前。右手在外，手心均向後成十字手，身體隨之直立，眼看前方。

(二十四)收勢

兩手向外翻掌、前撐，慢慢分開，手心向下，落至兩胯旁，全身放鬆，上身正直；身體重心移至右腿，左腳輕提，收至右腳旁，兩腳併攏，眼看前方。

十、祛病延年二十勢

本功法是著名武術家、老中醫王子平繼承傳統導引術，結合自己幾十年練功經驗和臨床實驗而創編的。它是一套行之有效的簡便保健功法，對老年人常見的腰腿痛、頸椎病、肩周炎、膝關節炎、腸胃病、冠心病、高血壓及神經衰弱等病症，有較好的防治作用。堅持習練，能防病健身，延年益壽。

(一)山海朝真

1. 預備勢

兩腳分開，與肩同寬，左手覆在右手上，雙方疊放小腹部，手心向內，全身放鬆，頭宜端正，不下垂，不後仰和歪斜，眼睛自然輕閉，舌尖輕抵上腭，思想集中，排除雜念。

2. 動作

先緩緩以鼻吸氣，再慢慢以口呼氣，連續呼吸六至三十六次。

應當注意：呼吸宜做到自然、深長，漸使氣沉丹田。

(二)幼鳥受食

1. 預備勢

兩腳開立，與肩同寬，兩臂下垂在兩腿側。

2. 動作

❶ 緩緩吸氣，隨著吸氣，屈肘上提，兩手掌與小臂相平，提至胸前與肩平，掌心向下。

❷ 慢慢呼氣，隨著呼氣，兩手掌用力下按，至兩臂接近伸直爲度。

應當注意：兩手屈肘、下按動作要緩慢，呼吸要自然均勻。上提時肩部用力，下按時手掌用力，肩部盡量放鬆。連續呼吸按提六至三十六次。

(三)大鵬壓嗉

1. 預備式

兩脚開立，與肩同寬，左手覆右手，掌心向裏，放在胸部。

2. 動作

❶ 兩手相叠，自左向右輕按胸部及上腹部，上下左右迴旋。

❷ 兩手相叠，自右向左輕按胸部及上腹部，上下左右迴旋。

❸ 以臍部爲中心，在下腹作同樣按摩。

應當注意：每一呼吸兩手輕輕地按轉迴旋一周，各按轉迴旋六至三十六次。作按轉迴旋動作時，頭微抬起，眼稍向上看，上身挺直。

(四)左右開弓

1. 預備勢

兩脚開立，與肩同寬，兩掌橫放在眼前，掌心向外，手指稍屈，肘斜向前。

2. 動作

❶兩掌同時向左右分開，手掌漸握成虛拳，兩前臂逐漸與地面垂直，胸部盡量向外挺出。

❷兩臂仍屈肘，兩拳放開成掌，還原時含胸拔背。

應當注意：分開時吸氣，還原時呼氣。拉開時兩臂平行伸開，不宜下垂，肩部與手指稍用力，動作宜和

緩，逐漸向後拉，使胸挺出，肩胛骨夾緊。反覆連做六至三十六次。

(五)霸王舉鼎

1. 預備勢

兩腳開立，與肩同寬，兩臂屈肘，雙手握成虛拳，平放胸前，高與肩平。

2. 動作

❶ 緩緩吸氣，兩拳逐漸鬆開，掌心向上，兩臂柔和地向上直舉，眼隨兩掌上舉而向上看。

❷ 慢慢呼氣，兩手逐漸下降，下降時掌漸握成虛拳，手指稍用力，恢復成預備勢。

應當注意：一吸、一呼、一舉、一降為一次，連做六至三十六次。

(六)摘星換鬥

1. 預備勢

兩腳開立，與肩同寬，兩臂下垂於兩腿側。

2. 動作

❶ 緩緩吸氣，左臂屈肘向上提起，掌心向外，提過頭部，左掌橫於頭頂之上，掌心向上，上舉時如向上攀物狀，盡量伸展，眼隨手轉，足跟微提起。右臂同時屈肘，右手掌心向後，自背後上提，手背貼於後腰部。

❷ 慢慢呼氣，左掌自頭頂向左側成弧形下垂，右臂下落，垂直後再屈肘，掌心向後，自背後上提，手背

貼於後腰部。右掌同時自背後下落，至右臂垂直後再屈
肘由身前向上提起，掌心向外，提過頭頂，右掌橫於頭
頂之上，掌心向上。

應當注意：上托時吸氣，下垂時呼氣，動作和緩均
勻，呼吸深長緩慢，連做六至三十六次。

(七)哪吒探海

1．預備勢

兩腳開立，與肩同寬，雙手叉腰，拇指在後，四指
在前。

2．動作

❶ 頭頸前伸並側轉向左前下方，眼看前下方約二
米遠處，似向海底窺探一樣。

❷ 還原成預備勢。

❸ 頭頸前伸並側轉向右前下方，眼看前下方約二
米遠處，似向海底窺探一樣。

❹ 還原成預備勢。

應當注意：轉動時吸氣，還原時呼氣，轉動和緩，
呼吸深長，反覆六至三十六次而止。

(八)犀牛望月

1．預備勢

兩腳開立，與肩同寬，雙手叉腰，拇指在後，四指
在前。

2．動作

❶ 頭頸向左後上方盡力轉動，眼朝左後上方看，似向天空看望月亮一般。

❷ 還原成預備勢。

❸ 頭頸向右後上方盡力轉動，眼朝右後上方看，似向天空看望月亮一般。

❹ 還原成預備勢。

應當注意：轉動時吸氣，還原時呼氣。頸部轉動時宜緩慢而稍用力，迴轉時亦須和緩慢動。轉動時下頦微向內收，上身和腰部不要動。反覆呼吸轉動，連做六至三十六遍。

(九)風擺荷葉

1. 預備勢

兩脚開立，比肩稍寬，兩手先摩擦手掌和手背，隨後叉腰，拇指在前，四指在後。

2. 動作

❶ 兩手用力向下按摩，從腰部到尾骶部、臀部。

❷ 腰部自左向後、向右、向前作迴旋動作。

❸ 腰部自右向後、向左、向前作迴旋動作。

應當注意：連續做六至三十六次。動作時兩腿始終伸直，膝部勿屈；轉動時用手托腰，不要太用勁；迴旋的圈子要逐漸增大，上體亦需伸直。

(十)仙人推碑

1. 預備勢

兩脚開立，比肩稍寬，兩臂自然下垂。

2. 動作

❶ 向左轉體，右手成立掌向正前方推出，臂與肩平，左手握拳，抽至左腰際抱肘，頭向右轉，眼看左後方。

❷ 向右轉體，左手成立掌向正前方推出，臂與肩平，手掌伸直。右掌變拳，抽迴右腰際抱肘，眼看右後方。

應當注意：手掌推出時吸氣，手掌收迴時呼氣。動作要緩慢，手腕稍用力，臂部不要僵硬，兩腿立定不動。連做六至三十六次。

(十一)掌插華山

1. 預備勢

兩脚開立，比肩稍寬，兩臂自然下垂。

2. 動作

❶ 左手伸向前方，左掌向左擄迴腰際抱肘。右掌向正左方伸出，如用刀插物狀，身體向左轉，成左弓步，右脚跟著地。

❷ 右手伸向前方，右掌向右擄迴腰際抱肘。左掌向正右方伸出，如用刀插物狀，身體向右轉，成右弓步，左脚跟著地。

應當注意：眼看插出的手掌，手向外插出時稍用力伸展，使臂部筋膜得到牽伸。伸手擄掌迴腰抱肘時吸氣，插掌時呼氣。連作六至三十六次。

(十二)野馬分鬃

1.預備勢

兩腳開立，與肩相等，兩手交叉於腹前。

2.動作

❶ 體向前彎，眼看兩手，上體抬起，兩手交叉，舉至頭頂上端。上舉時如向上攀物狀，盡量使筋伸展，身體挺直。

❷ 兩臂向兩側分開，恢復成預備勢。

應當注意：連做六至三十六次。眼看手，一次看左手，一次看右手，交替進行。抬手至頭頂上端時吸氣，兩臂向體側分開至腹部交叉時呼氣。

(十三)鳳凰順翅

1.預備勢

兩腳開立，比肩稍寬，兩手自然下垂。

2.動作

❶ 上身前彎，兩膝稍屈，左手向左上方撩起，頭亦隨之向左上轉動，眼看左手，右手虛按左膝。

❷ 上身抬起，頭隨之慢慢轉正。

❸ 上身前彎，兩膝稍屈，右手向右上方撩起，頭亦隨之向右上轉動，眼看右手，左手虛按右膝。

❹ 上身抬起，頭隨之慢慢轉正。

應當注意：反覆做六至三十六次。頭部向左上、右上轉動時吸氣，轉迴正面時呼氣，轉動時不要用力；手

臂撩起時動作要慢，手按膝時不要用力。

(十四)巧匠拉鑽

1．預備勢
兩腳開立，與肩同寬，兩手握拳抱肘。

2．動作
❶ 兩腳向左轉，以腳掌輾轉，並屈膝下彎，右膝抵住左小腿後面，左拳在腰際抱肘，右拳自右腰際隨上身向左轉，向正左方伸出，手臂與肩平。

❷ 慢慢轉正，恢復兩手握拳抱肘。

❸ 兩腳向右轉，以腳掌輾轉，並屈膝下彎，左膝抵住右小腿後面，右拳在腰際抱肘，左拳自左腰際隨上身向右轉，向正右方伸出，手臂與肩平。

❹ 慢慢轉正，恢復兩手握拳抱肘。

應當注意：轉動時要慢、穩，呼吸要自然，向左右轉動吸氣，轉迴正面時呼氣。反覆作六至三十六次。

(十五)青龍騰轉

1．預備勢
兩腳開立，比肩稍寬，兩手自然下垂。

2．動作
❶ 左手握拳抱肘，右手成立掌向左方推出，左腳尖向左轉，上體隨右掌推出向左轉。

❷ 左拳變掌，向左伸出，兩手先上再由右方繞環伸至前下方後，仍迴左方；左手仍變拳收迴抱肘，右手

仍立掌。上體隨兩掌向上時後仰，向右時右傾，向前時下彎，向左時左傾，左掌變拳抱肘時，上體迴向正左方。連續轉兩圈。

❸ 右掌收迴腰際，變拳抱肘，左拳改成立掌，向右方推出，右腳尖向右轉，上體隨左掌推出向右轉。

❹ 右拳變掌，向右伸出，兩手先上再由左方繞環伸至前下方後，仍迴右方；右手仍變拳收迴抱肘，左手仍立掌。上體隨兩掌向上時後仰，向左時左傾，向前時下彎，向右時右傾，右掌變拳抱肘時，上體迴向正右方。連續轉兩圈。

應當注意：兩臂上繞時吸氣，下繞時呼氣。動作要慢，眼看雙手，兩腿直立，膝部勿屈。連做六至三十六次。

(十六)羅漢伏虎

1．預備勢

兩腳開立，比肩稍寬，兩手叉腰，拇指在後，四指在前，兩肘撐開。

2．動作

❶ 左腿屈膝下彎，右腿伸直。

❷ 還原成預備勢。

❸ 右腿屈膝下彎，左腿伸直。

❹ 還原成預備勢。

應當注意：身體挺直，眼看前方，兩腿立定，膝部下屈時不必過份求低，動作不宜太快。向左右屈膝時吸

氣，還原時呼氣。動作連做六至三十六次。

(十七)白鶴轉膝

1.預備勢

正身站立，脚跟與脚尖均併攏，兩膝微屈，身體略向前傾。兩手先按摩膝部，隨後按於膝上，眼注視前下方。

2.動作

兩膝自左向前、向右、向後做迴旋動作數次後，再改爲自右向前、向左、向後做迴旋動作，反覆交替，連做六至三十六次。

應當注意：兩足站穩不動，按膝不要太用勁，頭不要太低。膝向前旋時吸氣，後旋時呼氣，膝部旋轉的幅度可逐漸加大。

(十八)屈膝下蹲

1.預備勢

兩脚開立，與肩同寬，兩手握拳抱肘。

2.動作

❶ 兩腿下蹲，盡可能使臀部下觸後跟，兩手放開成掌，兩臂伸直平舉。

❷ 兩腿立起，恢復預備勢。

應當注意：下蹲時吸氣，起立時呼氣。下蹲的程度和次數可根據身體狀況而定，不要勉強。上身挺直，不要前俯後仰。

(十九)四面擺踢

1. 預備勢
兩腳併立，兩手叉腰，拇指在後，四指在前。

2. 動作
❶ 左腿提起，大腿與地面相平衡，小腿垂直，左腿向前踢出，腳尖伸直，腳面蹦緊。

❷ 左腳落地，右腿提起，右腳再向前踢出。

❸ 右腳落地，左腳後踢，腳跟盡量觸及臀部。

❹ 左腳落地，右腳後踢，腳跟盡量觸及臀部。

❺ 右腳落地，左腳向裏橫踢，似踢毽子一般。

❻ 左腳落地，右腳向裏橫踢，似踢毽子一般。

❼ 右腳落地，左腿抬起，左腳向外橫踢，也似踢毽子一般。

❽ 左腳落地，右腿抬起，右腳向外橫踢，也似踢毽子一般。

應當注意：以上八式，分四組進行練習，即先練❶和❷，重複八次，再練❸和❹，以此類推。向前、向裏、向外踢腿，均以踢平爲度。踢起時吸氣，落下時呼氣。踢腿不必過分用力，上身挺直，眼看前方，頭要正直，不要俯仰傾斜。

(二十)虛實換步

1. 預備勢
正身站立，兩手叉腰，拇指在後，四指在前。

2. 動作

❶ 左腳前進一步，腳跟先落地。

❷ 右腳再進一步，重心移向右腳，左腳跟提起。

❸ 右腳後退一步，腳尖落地，重心移向右腳跟，左腳腳尖提起，腳跟著地。

❹ 左腳後退一步，先腳尖落地，重心移向左腳跟，右腳腳尖提起，腳跟著地。

❺ 左腳再前進一步，動作要求同一。

應當注意：每一呼吸，上步或退步一次，上身挺直，眼看前方或前下方。腳尖腳跟提起時都必須盡可能向上，使小腿肌和跟肌拉緊。

十一、老人導引法

老人導引法，是清人曹庭棟專爲老人養生而創編的氣功導引法，屬於動功範疇。

曹氏認爲，氣功導引能「宣暢氣血，展舒筋骸」，常練之有益無損。他在七十五歲高齡時編著了養生專著——《老老恒言》。老人導引法即載錄於該書之中。

老人導引法動作簡單，易學易練，適宜於老年養生採用。

(一)臥功

兩腿伸直，腳跟著地，腳尖朝上，兩臂伸直，手指伸直。然後兩腿兩臂用力下壓，使身體離地，同時向左

右牽動數遍。

　　先左腿伸直，右腿屈膝抬起，然後兩手緊抱右膝，並用力向左側攀，用右膝觸左脅。再右腿伸直，左腿屈膝抬起，然後兩手緊抱左膝，並用力向右側攀，使左膝觸右脅。兩腿輪流進行，連作數遍。

　　兩腿屈膝，兩膝併攏，兩小腿外展，然後以左右手分別向外用力攀左右腳數遍。

　　先左腿伸直，右腿屈膝，然後用兩手兜住右腳底，用力向上抬，使右膝觸胸。再右腿伸直，左腿屈膝，然後用兩手兜住左腳底，用力向上抬，使左膝觸胸。兩腿輪流進行。

　　頭枕在枕上，兩腿伸直，兩臂屈肘，兩手握大拇指成拳，然後以兩肘撐地，將腰部稍抬起，左右扭動數遍。

(二)立功

　　兩手背後相握。然後以右腿支撐身體，左腿抬起，向前後擺動若干次。再以左腿支撐身體，右腿抬起，向前後擺動數遍。兩腿輪流進行。

　　挺胸抬頭，兩臂前舉，手指伸直，掌心向上，然後兩臂同時用力向上托起，待兩臂略高於頭時，還原成前舉。然後再向上托起，反覆做數遍。

　　兩臂側舉，兩手握大拇指成拳，然後兩臂作前後繞環運動數遍。

　　兩臂下垂，置於腹前，兩手握大拇指成拳，手中似

有提重物之感，然後兩肩做上下聳動數遍。

　　一臂慢慢用力向上推舉，手指伸直，掌心向上，如舉重物，一臂慢慢用力向下按壓，手指伸直，掌心向下，如壓重物。兩臂交替動作，輪流進行。

(三)坐功

　　兩手掌相對摩擦，使掌心發熱後，上下左右按摩面部，以及眼眶、鼻梁、耳根各處。面部有溫熱感覺時，停止按摩。

　　腰部挺直，兩手放在膝上，然後頭分別向左右兩側扭轉，同時兩眼隨頭的扭轉方向看左右兩側。連做數遍。

　　左臂先向左側慢慢用力推直，同時右臂在胸前平屈，右臂慢慢用力向右側拉，如引弓射箭；右臂再向右側慢慢用力推直，同時左臂在胸前平屈，左臂慢慢用力向左側拉，如引弓射箭。兩臂輪流進行。

　　兩臂胸前屈肘，手指伸開，掌心向上，然後兩手由胸前同時慢慢用力向上托起，如托重物，待兩肘高於肩時，還原後再做，連做數遍。

　　腰部挺直，兩手握大拇指成拳，置於腰際，然後向前做衝拳運動數遍。

　　兩手握大拇指成拳，兩拳在臀部兩側用力撐地，使臀部稍舉起，然後臀向左右兩側扭動數遍。

　　腰部挺直，兩手放在膝上，然後上體用力向左右扭轉若干次，再向左右兩側屈體數遍。

　　腰部挺直，兩手手指交叉，置於胸前，掌心向內，然後翻掌向前推出，使掌心向外，待兩臂推直後，再翻掌收回於胸。反覆做數遍。

　　兩手握大拇指成拳，然後兩臂在背後屈肘，用兩拳捶擊背腰。再用左拳捶擊右臂右腿；用右拳捶擊左臂左腿。

　　兩手放在膝上，然後兩肩做前後的繞環運動，使關節有響聲，待背脊感到溫熱時，停止練習。

第五章　常見老年病的氣功防治

一、慢性支氣管炎、肺氣腫

慢性支氣管炎是老年人常見的疾病，病齡日久，會形成肺氣腫。常見病症爲咳嗽、咳痰、氣喘，甚至氣急胸悶，動輒呼吸喘促。

氣功鍛鍊能改善全身狀況，增强機體抵抗力。體質增强了，會大大減少上呼吸道感染的發病，對預防和緩解慢性支氣管炎、肺氣腫，有著積極的意義。

安徽省阜陽縣醫院採用氣功呼吸操，治療十例慢性支氣管炎、肺氣腫、慢性呼吸功能衰竭者，年齡在五十到七十八歲之間，平均年齡爲六十九歲，病齡均在十五年以上，結果臨床症狀及呼吸功能均有明顯改善，最大呼氣流速均有明顯提高。據分析，採用氣功呼吸操，由於氣功作用，調動了人體內在的積極因素，使病人呼吸肌功能增加，肺臟回縮力增加，在呼吸時可將原來不能排出的一部分生理性死腔中的氣體排出，加大了肺活量，增加了每次呼吸過程中氣體在肺中的交換量，從而可得到較多的氧氣，使症狀改善，取得效果。

浙江省建工醫院報導，二十三例氣管炎、肺氣腫病

人，練功兩個月後，症狀改善，體質增強，有效者十二例，顯效者八例，總有效率達87％。

(一) 放鬆功

全身放鬆能降低耗氣量，緩解症狀；呼吸肌鬆弛，有助於協調地進行吸吸活動；思想安靜，有助於呼吸平穩下沉。

(二) 六字訣

採用呬字訣鍛鍊。

(三) 氣功呼吸操

取站立式(病重時可盤腿坐)，兩脚分立，與肩同寬，兩手交叉，置於腹部，用鼻吸氣，同時兩上肢緩慢向上、向兩側抬起，至吸氣末時，兩上肢抬至水平位置。在呼氣時(可用口呼氣)，兩上肢緩慢沿原路綫放回腹部交叉位；在呼氣末時，用力呼氣，同時身體略向前彎曲，兩手壓腹部，兩上臂用力擠壓胸腔，力爭將氣吐完。病重時亦可兩手交叉在一起不必分開，僅兩上臂在吸氣時抬起與肩平即可，以減少兩前臂運動幅度。在做呼吸操時，要吸短呼長，頻率以適合自己情況定，一般以每分鐘八至十二次爲宜。每日二次，早晚各一次，每次半小時，中間疲勞時可休息後再做。

在做呼吸操時，要集中注意力、閉眼，吸氣時意念新鮮空氣由鼻孔、氣管流入肺臟；吸氣末，作呼氣前短

暫靜息，意守膻中，呼氣時意念肺內廢氣經氣管由口腔排出。

(四) 五臟坐功法

練肺臟坐功法。

(五) 保肺功

本功法由上海中醫學院附屬龍華醫院邵長榮等創編，作法如下：

1. 開肺納氣

雙拳緊握，靠身旁兩側，兩腳等肩寬，兩拳隨納氣上舉，到頂，納氣畢，兩腳跟踮起，雙拳隨呼氣放開。收拳，向下，再緊靠身邊，逼餘氣呼盡。重複作三次。

2. 靜息坐功

正坐凳上，兩腳等肩寬，含胸挺腹，雙手鬆放腿上，全身肌肉放鬆，心要靜，意守丹田，眼半開看鼻尖，耳聞山根竅聲，舌抵上齒腭部，慢慢納氣，納到丹田，納畢呼氣。重複二十一次。

3. 靜息立功

立位，右手放腹部，左手放胸部，吐納同上，鍛鍊腹式呼吸。重複作七次。

4. 開合斂肺

立位，兩腳八字等肩寬，雙手疊放丹田(合)，納氣；納畢，隨呼出雙手展向兩側(開)；再納氣，雙手向上劃圈，到頂，雙手隨呼氣向下，虎口按兩側膈膜

處(合)，盡量再呼出；呼畢納氣，隨納氣雙手向前劃圈，到頂，收拳靠向身旁(開)，盡量逼出餘氣。重複七次。

5．雙手拍腹

立姿同上，雙手放兩側小腹部，隨納氣外展，呼氣時拍下。重複七次。

6．健中理氣

立姿同上，雙手下垂，隨納氣上舉，到頂，隨呼氣向下，兩手交叉抱胸前，緊壓脅肋，同時上身稍向前傾，盡量呼出餘氣。重複七次。

7．寬胸利膈

立姿同上，雙手下垂，隨納氣上舉，到頂，隨呼氣向下，虎口叉腰，緊壓兩膈，同時上身稍向前傾，盡量呼出餘氣。重複七次。

8．轉身抱膝

立位，兩腳八字分開，如兩拳寬，隨納氣雙手上舉，到頂，隨呼氣向左下轉，同時上身向同側俯傾，左下肢屈曲，右腿伸直，兩肘抱膝下，將餘氣呼盡，然後再納氣。右側要求相同，左右各重複做四次。

9．俯蹲歸元

取立位，兩腳并攏，隨著納氣，雙手上舉，到頂，隨呼氣雙手向下，上身前傾，下蹲，雙手抱膝下，盡量呼出餘氣。重複作七次。

10．舒筋活絡

調氣、甩手各三次，揉胸、拍背、環腰、鬆肩、踏

步各七次。

(六) 二十四氣坐功法

選練小滿功、夏至功、小雪功。

(七) 因是子靜坐法

二、支氣管哮喘

支氣管哮喘是一種常見的發作性過敏性疾病，好發於秋、冬季。症狀爲咳嗽多痰，張口抬肩，呼吸困難，難以平臥。該病的發作，與精神因素有很大關係。

氣功鍛鍊對調整支氣管哮喘病人的大腦皮層和植物神經系統功能，改善腎上腺皮質功能以及放鬆支氣管平滑肌，增加橫膈升降幅度，改善呼吸功能，均有明顯的作用。

有人觀察氣功對支氣管哮喘病人的尿17-酮類固醇排出量的影響，發現陽虛偏重的病人尿17-酮類固醇值處於低水平，當練功三至五天，初步掌握氣功入靜時，尿17-酮類固醇值上升20％左右。多數病人練功越熟練，入靜越佳，尿17-酮類固醇值也愈高，呈現有規律性地遞增，練功兩周，就能用氣功控制哮喘發作。

有報導氣功療法治療二十二例支氣管哮喘，症狀、體徵微消失，恢復工作，顯著好轉者十二例，症狀緩解好轉者十例，其中十八例體重增加。練功後呼吸頻率減慢，膈肌運動幅度加大一至二點五公分，肺活量顯著增

加，血痰中嗜酸性細胞均有減少或恢復至正常值範圍。

(一) 放鬆功

取坐式或靠坐式，三綫放鬆後，可以氣管局部放鬆，或先放鬆局部，再放鬆全身，或在全身放鬆的基礎上放鬆局部，如局部出現緊張現象，可將局部分小段放鬆。陽虛者意守臍中或丹田，陰虛者意守湧泉，也可以配合意守少商。陽虛者宜少放多守，陰虛者宜多放少收。

(二) 內養功

適宜於病情穩定時採用。

坐臥兼用，用吸—呼—停法呼吸，同時移動舌尖，吸氣時抬起，呼氣時下降，意守丹田。練功後作胸腹部自我按摩。每次三十至六十分鐘，每天四、五次。

(三) 六字訣

練呬字訣。

(四) 二十四氣坐功法

選練小滿功、夏至功、小雪功。

(五) 站樁功
(六) 虛明功

取坐式或坡臥式，用以命門區爲中心的聚散呼吸

法，意守丹田。

三、肺結核

肺結核，是由於感染結核杆菌而引起的一種慢性呼吸系統疾病。

採用氣功鍛鍊，並根據不同情況配合中西藥物綜合治療肺結核，有較好的效果。

上海市第二結核病院汪鐘賢等報導，以氣功爲主綜合治療肺結核一百例，兩個月後，臨床症狀均有較明顯的改善，X綫肺片比較，病竈顯著進步者十一例，進步者四十七例，不變者四十例，退步者二例，總的進步率爲58％。原有空洞的八十三例，關閉者二十七例，縮小者二十二例，不變者三十四例。病竈及空洞呈不可逆性的毀損肺和慢性纖維空洞型病例，經氣功鍛鍊後，雖然X綫片上病竈進步不明顯，但臨床症狀、體質情況均有一定程度的改善。該類病竈共二十九例，經兩個月氣功治療後，有二十一例辨證結果有改善，其中四例進步特別明顯，臨床已無明顯症候可辨。這説明氣功確能促進全身機能，改善症狀，使重度肺結核病員體質的一般情況得以改善，從而爲進一步採取其他療法創造條件。

天津市立幹部療養院以氣功、太極拳爲主，中西醫結合綜合療法治療肺結核空洞三十例，據觀察經五個多月的練功及治療，閉合者二十五例，明顯縮小者五例，好轉率達100％。

劉正才在《氣功》雜誌上撰文介紹，成都百歲中醫彭玉堂，中年時患嚴重肺結核，遇一名醫授以動静養心功及醫術，他苦學苦練三年，不僅恢復了健康，還學會了醫療技術。病癒後，便在成都開業。五十餘年來，他堅持天天練功。九十九歲時，鶴髮童顏，行動矯健，不拄杖能走十里路；一口氣登上五樓，不累不喘；且視力不衰，不戴眼鏡能寫字。

(一) 內養功

取平臥或側臥式，意守丹田，用腹式呼吸。

(二) 先秋養陰法

席地盤坐，或盤坐於床上，全身放鬆，頭正頸直，含胸拔背，雙眼微合，口唇輕閉；兩手或輕握，或手心向上相叠，置於小腹前，或兩手在腹前作抱球狀，也可分別按兩膝上。

採用腹式呼吸，鼻吸口呼，均勻細長，吸氣時腹肌放鬆，腹部自然鼓起，呼氣時收腹、縮睾、提肛。

坐定，放鬆畢，呼吸調順後，意守肺中，舌抵上腭，上下齒輕輕相叩，叩齒過程中，口中津生，鼓漱數次後用力吞下，意念將此津液深嚥至腹部丹田。嚥津後復叩齒，津滿復鼓漱嚥下，如此反覆，連做十二遍，共嚥津十二口。

十二次嚥津畢，改爲兩足前伸，正身平坐，兩手輕按兩側大腿上。坐定後，兩手徐徐前伸，上身稍往下

俯，兩手由兩足外側邊向内插，扳動足底。扳定後，稍
作停頓，然後放開，兩手内收，恢復正身平坐姿勢。然
後復如前俯身，伸手扳足，如此反覆連做三次。

　　三次扳動足心後，恢復正身平坐姿勢，兩手内收，
輕按兩側大腿上，或在小腹前作抱球狀，待情緒平定，
心境安定，再恢復盤坐姿勢，依上法叩齒，吞嚥津液，
連做七遍，吞津七口。

(三) 五臟坐功法

　　練肺臟坐功法。

(四) 養心功

1. 預備式

　　身體直立，頭部端正，雙目微閉，兩手自然下垂，
口齒閉合，舌舐天堂，用鼻緩緩呼吸，排除雜念，意守
丹田。

2. 馬步合掌

　　預備式後，兩腳自然分開，下蹲作騎馬式。下蹲的
同時，雙手在胸前合掌，指尖與肩平。合掌的雙手，先
慢慢向左推出(上身保持垂直，不能隨肘轉動)，然後收
回，再向右推，如此來回做六十次。開始練習亦可做二、
三十次，逐漸增至六十次(下各式同)。

3. 白鶴展翅

　　預備式後，兩腳自然分開，下蹲作騎馬式，雙手握
拳，拳眼向外。兩臂前伸與肩平，然後兩拳相併，變

掌，兩掌心相合，繼而掌心向下，形成兩拇指相靠。兩
臂向左右分開與肩平，掌心仍向下。再兩掌變拳，向內
向下，兩拳轉動止於腰際，拳眼向外，復原。如此反
覆，做六十次。

4. 霸王端鼎

預備式後，兩腳分開，與肩等寬，雙手握拳，放於
腰際，拳眼向外。向前彎腰九十度的同時，兩拳向前下
方伸出，拳心向上，兩手小指相靠。然後，上身慢慢復
原直立，兩臂隨同向上與肩平，作端鼎狀。之後，兩拳
變掌，翻掌，兩拇指相靠，掌心向下。兩臂向左右分開
成一字後，再向下向內，慢慢變掌爲拳，略向後放在腰
部，拳心向外，再移至腰際。如此反覆，做至六十次。

5. 觀音坐蓮臺

預備式後，兩腳分開，與肩等寬，雙手握拳，放於
腰際，拳眼向外。下蹲，隨著下蹲，將兩拳伸出，使肘
關節置於兩大腿上方，勿與膝接觸，拳心向上。然後慢
慢起立，兩臂隨同向上與肩平，兩拳變掌，翻掌，掌心
向下，兩臂向左右分開，兩掌變拳，向下向內，兩拳移
動止於腰際，拳眼向外，復原。如此反覆做六十次。

6. 摘星望月

預備式後，兩腳分開，與肩等寬，兩臂同時向上向
左伸出，左臂伸直與肩平，左手掌心向上，右臂爲曲肘
勢，橫於胸前，右手由掌變拳，掌心向上。兩臂同時動
作：將平伸的左臂劃一弧綫折回變爲曲肘勢，橫於胸
前，左手由掌變拳，拳心向上；同時將曲肘勢的右臂劃

一弧綫，向右平伸與肩平，右手由拳變掌，掌心向上。
頭部隨手轉動，兩眼盯住手心。兩臂左右交替，反覆做
六十次。

(五) 因是子靜坐法
(六) 太極拳

四、冠心病

　　氣功鍛鍊能改善大腦皮層功能，調節植物神經機能
活動，改善各系統器官機能的協調性和血液動力學情
況，使冠狀動脈擴張，側枝循環增加，有助於增加心臟
氧的供應，心身緊張狀態的緩解，使血管反應改善，有
助於減少心肌的耗氧量。長期堅持氣功鍛鍊的高血壓合
併冠心病病人，血壓穩定，臨床症狀緩解，病情得到控
制，取得了良好的防治效果。

　　有報導，採用氣功綜合療法治療冠心病五十例，治
療二至三個月後，大部分病例心絞痛緩解，心律失常症
狀減輕，精神情緒、睡眠、食欲改善，體力增強，臨床
有效率達90％。

　　江西醫學院報導二十三例冠心病患者在醫護人員的
監護下，採用氣功鍛鍊三個月，胸悶、氣短、頭暈、乏
力等症狀均有不同程度的改善。治療前二十三例患者均
有不同程度的勞力性心絞痛發作，療程結束後，顯效者
十五例，改善者七例，無效者一例，心絞痛緩解有效率
達95.6％。

　　上海市中醫門診部報導，運用「吐納導引功」治療二十七例冠心病患者，經六個月的臨床觀察，發現胸悶明顯改善者75％，心悸明顯改善者68％，氣促明顯改善者82％。療程前後心電圖檢查比較，半數以上有所改善，治療前心電圖有S-T變化七例，療程後減少爲三例，治療前運動試驗陽性者四例，療程後有一例轉爲陰性。結合心功能測定血脂檢查，血液流變學測定證明，氣功對冠心病的治療確有效驗。

(一) 放鬆功

　　初練以臥式或坐式爲主，心身放鬆，使機體處於低代謝狀態，減少耗氧，在體力允許情況下，可適當做站式，下肢鬆緊結合，有助於靜脈回流，改善血液循環。

(二) 六字訣

　　練呵字訣。呼吸力求平穩、柔和，不要過於深長，切忌屏氣，否則會使胸腹腔內壓的變換過急，加重心臟負荷。胸悶氣促者，適當延長呼氣發「呵」字音的時間。

(三) 吐納導引法

　　吐納導引法分山根納氣、拍擊臟腑與自我胸部按摩三節。

第一節　山根納氣

　　取坐式或站式，調息，緩緩納氣，氣貫丹田，應做

到胸部不脹，而丹田小腹有氣；呼氣出，由鼻努氣噴出，而小腹下陷。一般要求呼短吸長，口納氣入山根(鼻咽喉腔)內，氣流迴旋而產生如「鼾聲」狀，耳聆此聲，亦有安神定心之效。如此呼吸二十一次而止。

第二節 拍擊臟腑

改用自然呼吸，拍打胸、腹部以及兩腋下側，有促進局部經絡疏通、氣血調和作用。自我重拍打有活血通絡散瘀作用，自我輕拍打有疏導作用。

第三節 自我胸部按摩

兩手掌互搓至熱，手掌心在胸前區旋運按摩，按順時針方向按摩四十九次，按逆時針方向按摩四十九次。一手握空心拳，拳掌面拍打局部或阿是穴四十九次。動作輕重緩急，可依自身感覺反應而定，或用拇指指面，點揉阿是穴，按揉四十九次。如病勢轉劇，即以空拳掌面拍擊阿是穴疼痛點，拍擊輕重依各人情況而定。

(四) 膻中開合功

冠心病的發生與血液凝聚性增高的高凝狀態密切相關，高凝狀態引起心血供應不足是導致冠心病的重要原因之一。尤其是血液凝聚狀態增加了血小板粘附於血管壁，是血栓形成的危險因素。堅持膻中開合功的鍛鍊，對改善血液凝聚性，防止冠脈血栓形成，防治心肌梗塞，有一定的作用。

本功法由上海著名老中醫劉仲華創編，具體練法是：

　　兩脚平行站立，與肩同寬，頭正身直，含胸拔背，沉肩垂肘，雙臂向兩側分開。兩眼微閉，口唇輕合，採用自然腹式呼吸。

　　慢慢轉動手腕，翻掌向外，兩手背在丹田前相靠攏，十指用力外翹。兩手轉動的同時，慢慢屈膝成半蹲姿勢。

　　保持兩手背相靠姿勢，慢慢起立，兩手一同提至肩平；然後兩手分開，翻掌，使掌心相對；接著，兩臂慢慢向兩側拉開，掌心向前呈側平舉，手指放鬆。

　　而後，兩臂慢慢向內移動，成向前平舉姿勢，兩掌心相對，同時屈膝半蹲；然後兩臂慢慢拉開，呈側平舉舒胸，掌心向前，同時慢慢起立。接著，兩臂再次慢慢向內移動，成向前平舉姿勢，兩掌心相對，同時屈膝半蹲；然後保持這一姿勢，雙臂慢慢自然下落至身體兩側。

　　接上式，兩臂慢慢相合，手背相對，十指用內勁垂直於地面，置於丹田前下方，同時屈膝半蹲，保持原有姿勢，提肩起立，兩臂上提，手置於鼻前；然後，兩臂微外展上提，兩中指相對，掌心向下，置於百會穴上，再經玉枕，分別沿頸部慢慢置於下腭前，掌心向下。保持這一姿勢，屈膝半蹲，然後兩手輕輕下按，置丹田前，手指輕輕劃弧分開至體側，同時起體站立。

　　接上勢，兩手臂向後移動，緊貼臀部，屈膝半下蹲。然後，推肩，慢慢起立，兩手背貼腰，再經腋下、胸前，繞後腦同時翻掌，向上過百會，再經面部至下

腭。

保持原有姿勢，屈膝半蹲，兩手下按至丹田處，慢慢劃弧分開，同時身體緩緩站直，兩手心朝裏，自然放在身體兩側。

而後，把左手(女用右手)手心覆右臍上，另一手按在手背上，保持這一姿勢，叩齒三十六次，用舌在口齒內外、上下、左右輕輕攪動，然後把津液慢慢嚥下。

兩手相叠，以臍爲中心，按順時方向按摩三十六次。

左手勞宮穴對丹田，右手拇指按在膻中穴，用指腹按順時針方向按揉三十六次；然後改爲右手勞宮穴對丹田，左手拇指按在膻中穴，用指腹按逆時針方向按揉三十六次。

右手按在膻中穴部位，左手按在腹部丹田處，三分鐘後交換兩手位置，又三分鐘後，進行經絡拍打，具體方法：先用右手拍打胸部，自內向外，慢慢拍打至左手指尖，然後用左手拍打胸部，自內向外，慢慢拍打至右手指尖。最後，兩手一同拍打頭部，經胸、腹，一直拍打至兩足十趾。

(五) 太極拳

英國額菲爾德的哈勒姆舍爾皇家醫院心臟病專家們，曾開辦了爲期兩個月的太極拳心臟病康復比較研究班，該班把心臟病患者分爲三組：第一組患者專門練太極拳，第二組患者進行常規鍛鍊，第三組患者，醫生只

是對他們提出有關飲食、鍛鍊以及戒烟的勸告。然後醫生們測定每組患者身體康復狀況和對他們的憂慮與抑鬱心情有否好轉進行比較，以決定哪一種方式更好。結果證明，採用太極拳等鍛鍊，有助於心臟病患者的早日康復。以前，心臟病的典型治療方法是臥床靜養，其後的康復期，患者所能從事的體力活動也只是清晨散步。如今，心臟病患者被較快地被送出醫院，並被鼓勵去參加康復活動。練太極拳作爲一種方式，在西方是一種新的嘗試。

(六) 拍打放鬆功

　　兩脚平行站立，與肩同寬，集中思想，排除雜念，放鬆入靜，用普通呼吸調息三分鐘。對人體十個最易緊張、不易放鬆部位，依次進行拍打，先拍打前頭額下兩眉間印堂，放鬆後，自上而下依次拍打後頸部、上下嘴唇、下頜二側、兩肩、兩肘、十指、胸背、腰骶及脚趾。拍打重點是兩眉間印堂穴，此穴和腦下垂體密切相關；後項部和下丘腦、延髓、脊髓直接相關；兩肩一鬆，則頭部以下身體各部就放鬆。並配合鼻吸氣，吸氣時默念「靜」字，呼氣時意守湧泉穴。然後兩手緩緩抬起，食、中、無名指微屈，以中指爲主，餘二指爲輔，扣擊頭部的角孫、聽宮、太陽、攢竹等穴，再移至頭頂部，扣玉枕、風池。最後雙手搓熱，浴面，緩緩睜眼，舌離上腭，散步收功。

五、神經衰弱

持續性的緊張的腦力勞動或急劇的情緒變化，都會導致高級神經中樞功能活動障礙，擾亂大腦皮層興奮、抑制過程的動態平衡，從而引起神經衰弱，出現頭暈、健忘、失眠、多夢、焦慮、煩躁、精神不振等。

氣功鍛鍊通過調息、意守、鬆靜等方法，可使大腦皮層處於保護性抑制狀態，促使腦細胞活動有序化，加強與改善大腦皮層對皮層下中樞的調節作用，從而使神經衰弱症狀得到改善。

有報導，採用真氣運行法鍛鍊，治療三十一例神經衰弱者，均收到好的效果。據分析，真氣運行法治療神經衰弱，通過調動體內生理力量來調節大腦功能，使已受傷的中樞神經系統得到充分恢復，使機體的生理活動得到改善，從而起到提高機體抵抗力、保護神經系統的積極作用。

方啓紓曾報導，採用站樁功治療神經衰弱八十四例，練功一至二個月後，頭暈腦脹症狀減輕，睡眠好轉，體力增強，記憶力增進，治癒五十三例，進步二十三例，總有效數為七十六例，有效率達百分之九十點五。其中七周後體重增加者五十四例，平均體重增加了一點九公斤。

(一) 强壯功

採用站式。站立姿勢使下肢處於一種靜力性運動狀態，部分肌群受到一定程度的緊張和鍛鍊。從人體感受器發出的低頻持續衝動，導致大腦皮層的有序化程度增加，從而使中樞神經功能紊亂得到有效的調整。

(二) 放鬆功

採用仰臥式或坐式，自然呼吸，意念進行三綫放鬆。心身鬆弛，有助於調和心神，並可減低人體對七情刺激的不良反應。

(三) 真氣運行法

採用坐式，自然呼吸。

(四) 站樁功

取中、高位下按式，練到身體感到發熱、微汗出爲止。

(五) 二十四氣坐功法

練大暑功。

(六) 銅鐘功
(七) 小周天

六、高血壓

高血壓病是一種全身性、慢性血管性疾病。它的主要表現是頭痛、頭暈、心悸、失眠、胸悶、氣急等。

高血壓的發病原因極其復雜。人體血壓的高低，與心臟搏動力及排血量、動脈管壁的彈性、周圍血管阻力，有直接關係。高級神經的活動障礙，往往能直接影響心臟搏動與血管阻力，長期的、反覆的、強烈的精神刺激及過度緊張，以致大腦皮層活動功能紊亂，失去對皮層下血管調節中樞的正常調節；使交感神經中樞興奮佔優勢，導致細小動脈痙攣收縮，周圍血管阻力增加，從而引起血壓升高。

氣功鍛鍊是心靜體動、動靜結合的健身運動，它既能促使身心放鬆，調整高級神經系統活動，又能改善心血管機能，增強心臟功能，是防治高血壓的有效手段。

據上海市盧灣區公費業餘療養院報導，以氣功為基礎的綜合法治療高血壓，療程一個月，近期療效為100％，基本治愈率87％，隨訪半年至一年，每月進行一、二次測血壓，發現堅持氣功療法的，獲得很高的遠期療效。

鄺安坤等經二十多年的氣功治療高血壓研究，證明氣功治療高血壓，不但有良好的近期降壓療效，而且對血壓穩定、療效鞏固，有著獨特的功效。在小劑量藥物與氣功同用獲得良好控制的同時，降壓藥物劑量可逐步

減少，症狀明顯改善，工作效能得到提高。同時發現，氣功療法採取集中學習，分散自練，定期隨訪，不斷強化的方式，亦可取得較好的療效，說明氣功在高血壓防治中能夠普及和推廣。

(一) 放鬆功

練功時要注意身心的徹底放鬆，做到心靜體鬆。心靜就是排除一切雜念，做到情緒穩定，思想集中，心神安靜。體鬆就是要解除肌體的緊張狀態，上至頭頂，下至腳心，都做到徹底地放鬆。身心的鬆靜，可通過有步驟、有節奏地注意身體各部位，結合默念「鬆」字的方法來實現。具體方法可由上而下，先注意一個部位，同時默念「鬆」字，然後再慢慢下移，注意下一個部位，再默念「鬆」字，從頭到腳，意念漸續下移，如此反覆，連做二、三遍，然後把注意力集中到腹部丹田或足底湧泉上，再依法配合手、足、頭、身的活動。

在意識主導下做到全身鬆弛，不但可使氣血下沉，陽亢症象減輕，而且還使肢體容積擴張、血壓下降。

(二) 站樁功

站功時，下肢處於靜力性運動狀態，對增強中樞神經系統功能，引導氣血下降，改善上實下虛之高血壓症象有著積極作用。

練功時，要注意意守部位寧低勿高，以意守丹田或湧泉部為好，逐步引氣下行，切勿意守頭部，使氣上

衝，反加其害。呼吸要自然、柔和、勻暢、深長，不要有意閉氣。

(三) 內養功

採用深腹式呼吸法，意守臍中或湧泉。

(四) 強壯功

採用坐式或站式，靜呼吸或深呼吸。吸氣宜短，呼氣宜長，站式意守湧泉或外景，坐式意守丹田。

(五) 六字訣

選練噓字訣、呵字訣或呼字訣。

(六) 銅鐘功

正身站立，意守丹田，如口中有津，徐徐嚥下，用意念送至丹田。

(七) 太極拳

調查資料表明，長期打太極拳的五十至八十九歲人群，平均血壓爲134.1/80.8毫米汞柱，明顯低於同齡組的一般人，後者血壓平均爲154.5/82.7毫米汞柱。

七、腦動脈硬化

腦動脈硬化，主要由於血壓持續增高，血脂異常，

及肥胖、吸烟、遺傳、糖尿病等因素，使血管壁脂質滲入及沉積，動脈壁纖維化、鈣化、潰瘍，甚至形成血管瘤，導致動脈管腔狹窄或閉塞，腦供血不足，而產生一系神經症狀。主要表現爲頭暈，頭痛，精神不振，情緒不穩，注意力不集中，記憶力減退，工作效率減低等。

　　氣功鍛鍊能降低血壓，同時能有效地改善脂質代謝，糾正血液流變異常，增進血液循環，從而，對防治腦動脈硬化有效。

　　劉元亮等報導，採用導引吐納功治療腦動脈硬化症一百五十八例，經過三十至一百八十天的練功，發現無論在症狀、體征的改善，還是腦電圖、腦血流圖、血脂變化方面均有效果，特別是對腦血流圖的改變，表現出明顯的雙向調節，説明氣功確能平衡陰陽，調和氣血，疏通經脈，對機體起到良好的調治作用。

　　有報導，採用小周天功鍛鍊治療高血脂症十九例，練功一個月後，甘油三酯全部下降，經統計學處理有非常顯著性差異(P＜0.001)；膽固醇下降，經統計學處理無顯著性差異(P＞0.05)。練功一個月以後，從整體趨勢衡量，血清膽固醇仍是下降的。動脈硬化的主要因素是脂質代謝紊亂、血脂升高，氣功降低血脂的資料説明，堅持氣功鍛鍊，確有助於腦動脈硬化的防治。

(一) 放鬆功

　　仰臥，自然呼吸，配合呼氣，以意誘導，進行整體放鬆。

(二) 强壯功

取盤坐式，盤坐困難者可取平坐式，配合站式，用自然呼吸法或深呼吸法，意守丹田。

(三) 真氣運行法

取坐式，自然呼吸，意氣相抱，循任督而運。

(四) 虛明功

取坐式或仰臥式，靜呼吸法或聚散呼吸法，意守呼吸或意守聚散效應。

(五) 五禽戲
(六) 易筋經
(七) 太極拳

八、胃及十二指腸潰瘍

胃、十二指腸潰瘍，表現爲中上腹部有周期性和節律性的疼痛。它的發生，多由於情志不舒、飲食不節等原因，引起消化道及消化腺運動與分泌機能失調所致，與精神、神經因素有密切聯係。

氣功的入靜意守，能有效地解除情緒對胃功能的干擾，深長細勻的呼吸，膈肌上下活動，對腹腔臟器起到按摩作用，從而不斷地調整和改善胃腸功能，使潰瘍得以癒合。實驗觀察到，氣功鍛鍊通過調整大腦皮層及植

物神系統功能活動，改善胃腸運動和分泌機能，從而對潰瘍病有較好的治療作用。

有報導，氣功綜合治療一千二百七十八例潰瘍病人，治癒率達77.4％，臨床總有效率達到了98.3％。治療前後X綫胃腸鋇餐檢查對比，發現療程結束時明顯改善，龕影消失者達82％。

某單位應用氣功治療潰瘍病五百五十例，經二月餘的氣功治療，X綫鋇餐復查，治癒者三百六十五例，佔70.8％，近癒者九十六例，佔18.64％，好轉的四十三例，佔8.35％，無變化者七例，轉院四例。絕大部分症狀消失，恢復工作的五百例，體重增加的五百零六例，平均體重增加了四點四公斤。

(一) 內養功

採用腹式呼吸，氣貫丹田。這樣可使膈肌的上下活動幅度明顯增大，對腹腔臟器給以輕緩、有規律地按摩，從而不斷調整和改善胃腸活動功能，使潰瘍得以癒合。

(二) 五臟坐功法

習練「脾臟坐功法」。注意「呼」時發音適當延長，重視叩齒嚥津。呼以疏通壅滯，嚥津以養胃，促進潰瘍的癒合。

(三) 放鬆功

採用腹式呼吸，意守胃部，呼氣時念鬆，吸氣時想靜。

(四) 八段錦

有助於增强體質，使真氣充沛，疾病得除，身體强健。

(五) 虛明功

取側臥式，用周天升降呼吸法，意守運丹法進行鍛鍊。

(六) 二十四氣坐功法

練大雪功。

九、慢性胃炎

慢性胃炎是以胃粘膜的非特異性慢性炎症爲主要病理變化的慢性胃病，常表現爲慢性上腹部疼痛及消化不良。

慢性胃炎有表淺型、萎縮型和肥厚型之分，老年人胃炎以萎縮型爲多見。萎縮性胃炎表現爲食欲減退，飯後飽脹，上腹部鈍痛，及貧血、消瘦、疲倦和腹瀉等。其病理特點是胃酸過少。

蘇州醫學院曾對氣功過程中胃液分泌狀況進行觀察，結果表明練功過程中胃液中游離酸與結合酸比例無明顯區別，胃液分泌增加，游離酸的絕對量增加，有助於對萎縮性胃炎的醫治。

甘肅省真氣運行法研究會等運用真氣運行法治療慢性萎縮性胃炎五十四例，其中顯效者三十四例，好轉者十九例。據分析，真氣運行法訓練病人在覺醒狀態下「入靜」和「意守」，降低了大腦皮層對外界刺激的感應性，有利於大腦皮層調節機能的恢復。練功的第一步是呼氣注意心窩部(即胃區)，引心火下降，以溫煦中土，給脾胃增加熱能。因此，初練三、五天就可以感到心窩部有溫熱的感覺，這對脾胃虛寒、消化不良的病症效果是滿意的。由於真氣運行法能調整皮層功能，使皮層-內臟神經功能協調平衡，促進胃腸道血流灌注和循環旺盛，使萎縮的胃粘膜得以修復，炎症得以吸收。另一方面，在意識的主導下，真氣運行能够調和氣血，疏通經絡，使「氣生形……形歸氣」的互相轉化不斷增強，故使脾胃氣旺，胃壁平滑肌得到充分的營養和調節，逐步增加緊張性和彈力。由於注意呼氣，使交感神經興奮性降低、副交感神經興奮、血管舒張、分泌旺盛，使消化吸收功能改善，從而進一步改善了組織器官的營養供應。臨床觀察到，通過真氣運行法的治療，患者食欲改善，腹脹消失，精神恢復，面色由黃瘦轉爲紅潤，體重增加。

(一) 內養功

採用第二種呼吸法，以臥式爲主。堅持習練能使腹腔內產生周期性變動，加強腹腔血液循環，促進胃腸蠕動。

(二) 虛明功

調身用側臥式，調氣用周天升降呼吸法或聚散逆式呼吸法，調神可選作念、意守運丹法進行鍛鍊。

(三) 真氣運行法

取坐位，兩眼下視，注目鼻尖，兩手置於膝蓋部，自然呼吸，但要注意呼氣、吸氣自然；排除雜念，意念入靜。進入第一步功「呼氣注意心窩部」。當感到心窩部發熱或發冷並有沉重感時，則可進入第二步功「意息相隨丹田趨」。第一、二步功是爲了通達任脈，使上、中二焦真氣得到培養，生理機能得到改善。在練二步功出現腸鳴音和屎氣增多，食欲增加，會陰部真氣活躍，特別陰莖感到有跳動時，即可轉入第三步功「調息凝神守丹田」，給下一步貫通督脈打下基礎。能否積氣衝關通督，主要在於丹田真氣的旺盛，這步功練的時間較長，一般得一個月左右。隨著功夫的進展，「丹田溫熱」、「丹田飽滿」，是真氣充實的體現，此時有一股氣流環腰一周，後往命門不斷轉動，此爲帶脈貫通；全身發熱，有的人發熱過高而心煩不適，有的人感小腹向

上掣痛，胃腸蠕動明顯增強，當感到真氣繞過尾閭，則進入第四步功「通督勿忘復勿助」。第四步功是最艱難的一步，有人稱爲「脫胎換骨」，生理反應很多，病竈、胃部都反有不適之感，不必驚恐，特別是真氣衝關的一刹時，病人頭響身搖，甚感不適，待通關後全部緩解。通督之後即入第五步功「元神蓄力育生機」，這在練功中已達通督目的，以後必須持之以恒，順乎自然，功夫越深，效果越好。

十、胃下垂

胃下垂多見於體質虛弱，形體消瘦者。表現爲腹部脹滿，噯氣，小腹墜脹，心窩部沉重不適，大便秘結等。

胃下垂的康復，主要在於改善全身狀況，增強體質，增強腹壁肌的力量。氣功鍛鍊一方面能對神經系統進行調整，另一方面可以明顯地改善胃腸功能，提高食欲，增加食量，使患者虛弱的體質得到增強，全身狀況改善，因此，有較好的防治胃下垂作用。

李少波等運用真氣運行法治療五十五例胃下垂病人，一般練功一個月左右，症狀即開始緩解，隨著深入練功，症狀進一步減輕，精神狀況好轉，體質增強，胃腸X綫鋇餐造影檢查，可見胃下垂有不同程度的上升，且蠕運增強，排空時間縮短。經一個療程鍛鍊，痊癒者十四例，佔25.49％，顯效者十二例，佔21.82％，有效

者十七例，佔30.91％，無效者十二例，佔21.82％，總有效率爲78.18％。

(一) 真氣運行法

開始鍛鍊時以臥式爲主，最好臀部稍墊高一些，使胃的位置相應提高，有助於胃腸蠕動和加速胃內容物的排空。

(二) 放鬆功

意守胃脘，配合呼吸，誘導入靜，以改善胃腸機能。

(三) 八段錦

重點作雙手托天理三焦，以調理三焦，促進氣機和順，陽氣上升。

(四) 虛明功

取曲膝臀高仰臥式，用周天升降呼吸法或聚散逆式呼吸法，選作念、意守運丹法進行鍛鍊。

(五) 祛病延年二十勢

十一、慢性肝炎

肝炎爲肝炎病毒所致的傳染性消化道疾病。主要表

現爲食欲減退、噁心、上腹部不適、肝區疼痛、乏力，約有10％的急性肝炎會轉爲慢性。

人體內存在著一種T淋巴細胞，它對肝炎病毒有殺傷作用，而練功能提高體內T淋巴細胞，故練功對肝炎有較好的防治作用。通過意守和調身等練功活動，能對肝臟起到按摩作用，擴張肝臟血管，疏通血流，增強肝內微循環，減少病變部位的缺血，從而改善肝臟營養與生物活性物質的攝取、合成、分解、轉化、運化排泄等功能，增強肝細胞的再生及氧的供應，減少肝細胞壞死，加速病竈吸收與修復，並能使肝臟內增生的結締組織大量消失。同時練功能調節消化系統的機能，使胃腸蠕動的機能得到改善，有效地消除胃腸積氣，減輕腹脹、納差等症狀。

有人用氣功治療慢性肝炎二至三個月後，測定尿三膽、高田氏反應、血清球蛋白、白蛋白和黃膽指數、腦磷酯、膽固醇的絮狀試驗以及凡登白氏反應等，均有明顯改變，甚至恢復到正常值，從而證實了氣功鍛鍊對恢復肝功能的良好功效。

(一) 放鬆功

在三綫放鬆的基礎上，注意肝區的局部放鬆。

(二) 內養功

病情較重者採用平臥或側臥，待病情穩定後，可採用坐式。

(三) 六字訣

濕熱內盛者練呼字訣，肝氣鬱滯者練噓字訣。

(四) 先春養陽法

本法載錄於《古今圖書集成‧醫部全錄》。具體作法是：

席地盤坐，全身放鬆，頭正頸直，含胸拔背，雙眼微合，口唇輕閉，兩手輕握。採用腹式呼吸，鼻吸口呼，均勻細長。吸氣時腹部肌肉放鬆，自然鼓起；呼氣時收腹，縮睪，提肛。意守肝部，舌抵上腭，上下齒輕叩，口中津生，用力吞下，意念將此津液深嚥至腹部丹田。嚥津後復叩齒，津滿復嚥下，連做七遍。

慢慢站起，取自然站立姿勢，兩腿分開，與肩同寬，兩膝微彎曲，鬆肩垂肘，兩手掌輕靠兩大腿外側，十指放鬆。站定，兩手徐徐上提，向對側腋下移動，抱住兩脅，帶動上身慢慢搖動，連搖三次。

兩手鬆開，慢慢下移，輕靠兩腿外側，稍作停頓靜養，待情緒平定，心境安定，再恢復盤坐姿勢，依法叩齒，吞嚥津液，連作七遍。

(五) 靈劍子導引法

採用春用補肝三勢。

(六) 健脾疏肝功

本功法由四川省丹棱縣肝病研究所李玉銀創編，經近四千個病例的系統觀察，以本法爲主，配合服用中藥、穴位注射等綜合治療，效果較爲理想。健脾疏肝功共有三步，具體練法是：

1. 育丹——雙手抱丹田

鬆靜站立，兩脚平開，約與肩寬，頭微上頂，兩臂下垂，掌心向內，放於體側，舌頂上腭，口目微閉，調整呼吸，寧神定志。復掌丹田，虎口夾臍，男左掌在上，右掌在下；女右掌在上，左掌在下。自然呼吸，吸氣不用意，任其自然，腹微鼓；呼氣時以意引氣，舌頂上腭，將氣沿任脈送到丹田，腹微內收，用意不用力，默念「噓」字，連練十至六十分鐘。初練時間宜短，而後逐漸加長。

放下舌尖，睜開眼睛；頭緩緩上仰下點三次；頸緩緩向左向右轉動三次；雙手自然向左向右甩動六次，兩手甩至與胸平，頭、身、目自然隨手的甩動向左、向右轉動，姿勢圓滑，輕鬆自然；雙手掌分別輕按兩乳部，雙手指尖內斜向上成八字型，由上而下擦向小腹部，反覆36次即可收功。連練本步功一至三個月，內氣充盈，再接練第二步功。

2. 行功——健脾疏肝行氣血

左足向前輕邁半步，拇趾內側觸地，足跟上提，膝關節微曲，人體重心放於右足，右膝微曲，頭隨步出微

向左側，雙手隨步出伸向左前方，手腕十指自然微曲，形如抱球狀，身亦微向左側。吸氣，舌頂上腭，氣自左脚拇趾內側隱白穴，沿內側赤白肉際，上行過內踝之前緣，沿小腿內側正中綫上行，在內踝上八寸處，沿大腿內側緣，經腹至腹哀穴處入腹，絡脾胃，從胃直上，過橫膈，注入心中，上輸於肺，經嗌喉，上舌本，散舌下，此時，雙手提至與唇相平；接著呼氣，舌頂上腭，雙手變掌，右掌在下，左掌在上，排列於右上胸部，作欲觸未觸狀按摩，從右上胸部次第下移，同時左足跟落地，右足再起，近出半步，拇趾內側著地，足跟上提，膝關節微曲，頭身隨出步微轉右側，略向前傾，呼氣默念「噓」字，意念氣聲從舌降於任脈，沿喉嚨、脅肋至膈入肝，挾胃，折向外脅肋至小腹，繞陰器，沿股內側過膝，至內踝前緣下足背，經中封穴、太衝穴至足拇趾外側上大敦穴，肝之病毒瘀氣由大敦穴排出。呼氣完畢，右足著地，左足再起，如此反覆，周而復始，連練一、二個月。只要掌握了正確方法，不管有無氣感，均有不同程度的療效，如轉氨酶下降，血流量增加，肝區疼痛轉輕，食欲增加，精神好轉等。接著練第三步功。

3. 柔肝——雙拳柔肝觀期門

雙手握拳，拇指壓於掌心，左拳貼於肝區，右拳重貼其上，以腕帶拳動，微弱震顫，頻率快，次數多，一分鐘二百至三百次以上。肝病實症者(急性肝炎、慢性肝炎活動期、肝鬱氣滯、血淤阻絡等)吸氣觀想青色之氣自體外經期門源源進入肝臟；呼氣觀想翠綠色從肝臟

經期門源源直出體外；肝病虛者(久病體弱、耳鳴目
眩、爪甲枯、舌紅少苔等，如慢性肝炎肝腎陰虛、肝脾
兩虛、肝硬化等)，吸氣如實症，青色從體外經期門源
源進入肝臟；呼氣時觀想地蒼之色，從肝臟經期門源源
直出體外。

十二、習慣性便秘

習慣性便秘指經常的大便秘結，排出困難，或須數
日始行一解。

老年人由於腹壁、腸壁鬆弛，運動量減少，飲食中
纖維素的含量過低等因素，易發生便秘。練功時採用腹
式呼吸，可使膈肌與腹肌活動增強，對胃腸起到良好的
按摩作用，促使腸蠕動增加，有利於改善便秘。

唐山氣功療養院對一百二十六例便秘患者教練內養
功，中國礦業大學醫院等對三十二例練功老人與不練功
的健康老人進行爲期三年的縱向研究，都證明氣功在防
治老年人便秘方面，效果較爲顯著。

(一) 內養功

採用第二種呼吸法，意守丹田。每天練四至六次，
每次三十至六十分鐘。也可採用配合按胸腹的方法進行
鍛鍊，取仰臥位，頭部略墊高，與胸平，雙目微閉，舌
抵上腭，兩足併攏，一手按胸，一手按腹，然後作腹式
深呼吸，用鼻吸氣，宜深長，以頂起按腹之手爲度。用

口呼氣，宜緩慢，以按腹之手落下爲度，兩手均不用力，待熟練後將手撤去。每日練功一至二次，每次五十至一百息。時間以早晚爲宜。有唾液，分三口吞下。

(二) 六字訣

練呼字訣。

(三) 老人導引法
(四) 延年九轉法

或立或坐，或取臥位，脫衣鬆褲，全身放鬆，排除雜念，靜心息慮，意守腹部丹田，採用自然腹式呼吸，深長細勻。

1. 按摩心窩部

將兩手中間三指對插輕夾，在心窩部由左向下、向右、向上、復向左，按順時針方向作圓周按摩，連續按摩二十一次。

2. 按摩腹中綫部位

承上，在心窩部按摩二十一次畢，沿腹中綫且揉且往下移，逐漸揉至耻骨聯合處爲止，共按摩二十一次。

3. 按摩腹部兩側部位

承上，兩手在耻骨聯合處向兩邊分開，邊按摩邊向上移動，逐漸按摩動到心窩部，兩手交接而止，兩手各按摩二十一次。

4. 推按腹中綫部位

承上，兩手在心窩部交接後，三指對插輕夾，由心

窩部用力下推至會陰部，連續下推二十一次。

5. 右手繞臍腹按摩

左手四指在前，大拇指在後，叉於左側腹股溝部不動，右手由左向下、向右、向上、向左繞臍腹作圓周按摩，連續按摩二十一次。

6. 左手繞臍腹按摩

右手四指在前，大拇指在後，叉於右側腹股溝部不動，左手由右向下、向左、向上、向右繞臍腹作圓周按摩，連續按摩二十一次。

7. 推按左側胸腹

左手作叉腰狀，置於左側髂嵴上方，拇指向前，四指托後，輕輕捏定，用右手中間三指按壓在左乳下方部位，然後以此爲起點，直推至左側腹股溝處，連續推按二十一次。

8. 推按右側胸腹

右手作叉腰狀，置於右側髂嵴上方，拇指向前，四指托後，輕輕捏定，用左手中間三指按壓在右乳下方部位，然後以此爲起點，直推至右側腹肌溝處，連續推按二十一次。

9. 盤坐搖轉

著地或著床盤腿而坐，兩手握拳(拇指在裏，四指收攏)，分別輕按兩膝上，全身放鬆，足趾微向下屈。上身微往下俯，先自左向前、向右、向後、復向左按順時針方向搖轉二十一次，然後自右向前、向左、向後、復向右作逆時針方向搖轉二十一次。搖轉的幅度宜大，

如搖轉向左時，應將胸肩搖出左膝；搖轉向前時，宜將上身搖伏膝上；搖轉向右時，當胸肩搖出右膝；搖轉向後時，上身宜盡量往後倒，總以搖轉滿足爲妙。但又不可心躁圖速，著意急搖。

　　本功第一至第八法可採取任何姿勢，只求心靜體適；依次做完後，進行第九法的搖轉鍛鍊時，務必取坐勢，在盤坐中進行。第一至第九法每次可連續做三至七遍，也可先做第一至第八法三至七遍，然後按第九法盤坐搖轉二十一次。

十三、糖尿病

　　糖尿病是一種新陳代謝內分泌疾病，主要表現爲多飲、多食、多尿和消瘦無力，伴有尿糖和血糖增多。

　　氣功可使大腦皮層產生主動內抑制，同時影響植物神經系統，提高副交感神經的興奮性，調整胰島β乃細胞功能，促進胰島素的分泌與釋放。有報導認爲，氣功鍛鍊可增加受體數目，降低胰島素抵抗。因此，堅持氣功鍛鍊，對糖尿病的防治大有裨益。

　　上海市高血壓研究所運用氣功治療高血壓伴有糖尿病患者十六例，結果臨床症狀明顯改善，三多症狀得以緩解，血糖由治療前的171.25±15.66毫克％，降至151.31±14.91毫克％，有非常顯著的差異。治療前尿糖＋＋＋～＋＋＋＋者八例，＋～＋＋者七例，±者一例，療程結束時＋～＋＋者四例，±者四例，八例已轉

陰性。提示氣功鍛鍊是糖尿病整體治療方案中一項簡便易行、行之有效的措施。

有用真氣運行法治療糖尿病二十八例，有用自控氣功治療十例，均取得了顯著的效果。

馬有忠報導，採用銅鐘氣功治療糖尿病十二例，經三十至九十天的氣功治療，臨床症狀均有不同程度的改善，經血糖、尿糖檢查，顯效七例，好轉四例，無效一例。據分析，通過氣功的入靜，使大腦細胞有序化程度提高，能調節中樞神經系統功能，從而使血糖維持在正常範圍。氣功的調息，通過呼長吸短的鍛鍊，使副交感神經興奮，有利於降低血糖。通過靜動功的鍛鍊，掌握運動量適當，是有利於調節血糖，使升糖素分泌受到抑制。在此情況下，肝糖原分解減慢，葡萄糖在各器官組織利用增快，這樣，阻止血糖的來路，並加速血糖的消耗，尤其對肥胖型糖尿病人，在飲食控制的基礎上，通過氣功鍛鍊達到減肥，能使糖尿病病情得到改善。

(一) 放鬆功

三綫放鬆，意守臍中。

(二) 六字訣

上消者屬肺，宜練呬字訣；中消者屬脾，宜練呼字訣；下消者屬腎，宜練吹字訣。

(三) 真氣運行法

(四) 銅鐘功

　　姿式：症狀較輕，體質較好者，取銅鐘基本式；若症狀較重，體質虛弱者，取自由仰臥式。

　　治療時間：每日練功二至四次，每次練功時間四十至六十分鐘；鞏固期間，每日練功一、二次。

　　調息：初練功者，先行自然呼吸法二、三天(鼻吸鼻呼)，然後接著深呼吸鍛鍊，呼長吸短，要求呼吸次數逐漸減少至每分鐘三至六次。

　　意守：初練功者，先練鬆靜功二至三天(不需意守穴位)，然後將意念集中神闕、中脘、膈俞(從第七胸椎棘突下旁開一寸五分處)，上述三穴交替使用。

　　輔助功：功前先搓湧泉一百次，按摩足三里三十六次，擦腹以肚臍爲中心順逆各八十一次，舌功三十六次，此時口中津液增多，暫勿嚥下，繼續做漱津動作，將口中津液鼓漱三十六次，然後分二、三口嚥下，嚥時用意念緩慢引導送入丹口。

(五) 太極拳

(六) 小周天

十四、肥胖症

　　肥胖是體內脂肪積聚過多，超過了正常的生理需要。它不僅影響形體美，且會引起多種疾病。減肥以健

身，是人們日益關心的問題。

　　氣功是減肥健美的有益途徑。氣功減肥是通過調整意念和鍛鍊呼吸，再配合一定的姿勢和按摩導引等動作，通過調節機體的内分泌機能，控制消化吸收和排泄等功能及體形的鍛鍊而實現的。

　　廣東江門市人民醫院減肥門診，採用静坐呼吸法減肥治病，總結收治的四百三十五名肥胖者，減肥率爲100％，平均每人每星期減少體重三點五公斤。分析減肥機理，是因進入入静狀態時，對大腦起到保護性抑制作用，可以調整和改善皮層下中樞的功能，使人體内環境獲得改善和穩定，在大腦處於抑制狀態時，人體的基礎代謝較低，全身放鬆，得到了很好的休息，從而抵消和減弱了因減少食物而致的種種不良反應。當腹肌收縮和橫膈升降時，刺激胃的機械性運動增强，胃液排入腸腔增快，胃酸對胃刺激下降，減少了饑餓感，攝入減少，從而達到減肥的目的。

　　丁祖文曾在《氣功》雜誌上撰文介紹，太極拳氣功是老人健美的運動，認爲太極拳氣功鍛鍊，能激發氣機，挖掘潛能，培育真氣，積精全神，平秘陰陽，通經活絡，使氣血運行，暢通無阻，並能榮養臟腑，滌蕩百骸，强其體魄，助其氣質，華其容顏，美其身姿，潤其膚肌，澤其毛髮。能使人紅光滿面、神彩奕奕、耳聰目明、思維清晰、語言準確、行動敏捷，給人以威武英俊、氣宇軒昂、端莊穩健、飄逸大方的健美之感。因此，太極拳氣功鍛鍊在減肥健美方面的作用不可低估。

　　邊治中先生披露的全真道華山派祕傳養生長壽術有很好的減肥健身作用，其中的龍游功，以腰部為軸，身體作上下龍游，功力著重於腰、腹和臀部，能使積聚在體內的脂肪較多的消耗，減肥效果甚為顯著。

(一) 静坐深呼吸法

　　選擇安靜、空氣對流的環境，取坐位，凳的高度以膝關節成直角為宜。雙手手心向上重叠，置於大腿根部，全身放鬆，含胸拔背，眼及口唇微閉。呼吸要求慢、深、細、匀，吸氣時腹凸起，呼氣時腹凹下。收功時雙手心擦熱，順臉部肌肉方向做按摩及壓穴位，防止減肥後出現皺紋。此功法每天作三次，每次半個小時。

　　一般減肥者意守下丹田，高血壓病需要分別施功。根據陰陽虛實，分別意守大敦、湧泉、下丹田、命門穴，或交替意守。脾胃虛弱可意守中脘、足三里穴。婦科病意守會陰穴、下丹田，吸氣時提肛，呼氣時鬆肛，意想濁氣從會陰經大腿、小腿及湧泉排出。神經衰弱者意守湧泉、下丹田，或意想該處有朵粉紅色的、水淋淋的荷花，隨呼吸一放一合，或者睜眼視大自然之花木。

(二) 減肥功

　　本功法由天津中醫學院周稔豐教授等創編，有較好的輕身減肥作用。其作用機理在於，能通過調節激素，刺激中樞神經系統、臟腑經絡，蒸發皮膚表面水分，消耗熱量等作用，使體內脂肪減少。

1. 併步崩拳

併步挾襠，兩手握拳置於腰間，左拳向正前方擊出，拳眼朝上，收回原位時拳心朝上。在左拳收回的同時，右拳如法向前擊出。如此反復，左右各擊若干次。以腰腿發力，練習時兩膝前後相錯，腰胯隨之擰轉，使襠有效地摩擦外生殖器。

2. 輪臂晃海

兩足平行開立，與肩同寬，以腰為軸，頭身向前、右、後、左做順時針方向旋轉，同時兩臂伸展，隨之旋轉。順時針方向旋轉若干次後，如法再做逆時針方向旋轉若干次，意注腰腎。

3. 劈柴擤氣

兩足平行開立，距離約自己足掌長的三倍，深長吸氣，兩臂由身前高舉過頭，不停，分向身體兩側，呈側平舉，掌心朝上。同時向後極力彎腰，仰面觀天。

兩臂快速如劈柴狀下劈，頭低過膝，同時若擤鼻狀，以鼻短促呼氣，兩手達於襠後，繼之於緩緩勻靜呼氣，將氣呼盡。

反覆俯仰下劈九至三十六次。

意靜心清，保持氣功態，在初練下劈時，難免有意促呼，隨著功夫的加深，呼吸與動作自然合拍，是特殊導引動作自然形成的出聲促呼。此式功力較強，體弱者宜循序漸進。

4. 龍游碧海

兩腳併立挾襠。雙手合掌於胸前。雙掌向左擺動，

臂部同時向右擺動，雙掌向右擺動，臂部同時向左擺動。左右擺動的同時，身體緩緩隨之下蹲，逐漸全蹲後，再緩緩上升，如此升降若干次。

意念設想自己似碧海騰蛟，動作輕靈曲折，神情歡快，富有活力，令中樞神經系統產生有效地良性刺激。其動作要領為：「其根在腳，發於腿，主宰於腰，形於手指」，「由腳而腿而腰，總需完整一氣」。從而調動足三陰、足三陽，以及蹻脈、維脈之經氣，達到疏通經絡之功效。

5. 冷水擦身

把毛巾浸在冷水(自來水)中，擰乾後依次推擦上肢、下肢、腰部、後背、頸部、腹、胸部。每一部位反覆推擦十至二十次。推擦中宜反復浸洗毛巾，以保持一定的低溫及濕度。

6. 鬃刷刷身

赤身裸體，以鬃刷依次由左上肢外側、內側，右上肢外側、內側，臂部，腰背，後頸，腹部，胸部，頭部進行刷擦。各部位反覆刷至發熱皮膚呈微紅色為止。可同時用濕刷擦刷身體，則減肥效果更佳。

(三) 減肥健美功

相傳本功法創始於佛家密宗門，為歷代宮廷舞姬常用的美容健美功。它以合掌導引面部為特點，有調暢氣血，柔軟肢體，溫養肌膚，消除肥胖，煥發容光等美容良效。

現據劉文清先生所述，介紹其具體練法：

1. 觀音點香

正身站立，兩脚平行，與肩同寬，含胸拔背，沉肩垂肘，兩手輕靠兩腿外側，兩眼微閉，意守丹田，全身放鬆，排除雜念，自然呼吸。

兩手在身體兩側向外轉動手腕，使兩手心朝外；然後，手心向上，徐徐上提，捧氣上貫百會，兩手指相對，在頭頂部作抱球狀。

兩手保持十指相對姿勢，屈肘，徐徐下移；下移的同時，兩手逐漸靠攏，至頭時兩掌合攏，然後繼續下移。

兩手下移至胸前部，屈膝半蹲，兩掌慢慢分開，十指相對，掌面緊貼腹壁往下移動。

兩手略往下移後，向兩側拉開，就勢轉向腰背部，在腰背部兩手相併後，復回到腹部，然後兩手自然落下，輕靠兩腿側邊，兩腿慢慢伸直，恢復正身站立姿勢。

接著，重做上述動作一次，當第二次兩手在腰背部相併，回到腹部後，兩手慢慢上移，逐漸併攏手尖轉爲向上，合掌於胸部膻中穴前，兩腿慢慢伸直，恢復正身站立姿勢。

2. 仙姑上壽

保持合掌正立姿勢，上身漸漸下沉，膝稍屈，腰稍向左邊轉，兩手合掌下移，對住左脚尖，左腿伸直，右腿屈膝後坐。擺動腰帶動合掌之手，沿脚由左向右按順

時針方向劃圈，連劃兩圈，當合掌之手轉動到左脚尖時，腰慢慢轉正，帶動合掌之手，使之回復到胸部膻中穴前，兩脚慢慢直立。

保持合掌正立姿勢，上身漸漸下沉，膝稍屈，腰稍向右邊轉，兩手合掌下移，對住右脚尖，右腿伸直，左腿屈膝後坐。擺動腰帶動合掌之手，沿脚尖由右向左按逆時針方向劃圈，連劃兩圈，當合掌之手轉動到右脚尖時，腰慢慢轉正，帶動合掌之手，使之回復到胸部膻中穴前，兩脚慢慢直立。

3. 羅漢抱丹

承上，兩足平行，與肩同寬，兩手合掌於胸前膻中穴。

站定，慢慢屈膝下蹲，同時轉動兩手腕，使合掌之十指朝向膻中穴。隨後，繼續下蹲，與此同時，手掌先向外翻，繼而向下，復向內，改爲手心向上，兩手分開，呈抱球狀，略往下移。

半下蹲定，兩手自然下落於身體兩側，右脚支撐全身，左脚抬起，慢慢插入右脚之後，兩手掌在兩側向前轉動，繼而轉爲兩手朝外，然後徐徐上提，手心向上，捧氣貫百會，兩手十指相對，在頭頂部作抱球狀。

兩手保持十指相對姿勢，屈肘，徐徐下移，兩手掌逐漸合攏，在頭部兩掌合攏後，繼續下移；與此同時，兩脚慢慢站直，左脚退回，恢復兩脚平行姿勢。

兩手合掌下移至胸前膻中後，慢慢屈膝下蹲，同時轉動兩手腕，使合掌之十指朝向膻中穴。隨後，繼續下

蹲，與此同時，手掌先向外翻，繼而向下，復向內，改
爲手心向上，兩手分開，呈抱球狀，略往下移。

半下蹲定，兩手自然下落於身體兩側，左脚支撐全
身，右脚抬起，慢慢插入右脚之後，兩手掌在兩側向前
轉動，繼而轉爲兩手朝外，然後徐徐上提，手心向上，
捧氣貫百會，兩手十指相對，在頭頂部作抱球狀。

兩手保持十指相對姿勢，屈肘，徐徐下移，兩手掌
逐漸合攏，在頭部兩掌合攏後，繼續下移；與此同時，
兩脚慢慢站直，右脚退回，恢復兩脚平行姿勢，與肩同
寬，正身站立。

4. 嫦娥奔月

承上勢，兩手合掌於膻中前，膝稍屈。

合掌之手沿正中綫在頭前慢慢上升舉起，兩膝慢慢
伸直。

兩手在頭頂上向前翻動，改爲手心向上，然後右手
向右上方斜伸，左手向左下方斜伸，兩手一高一低成一
斜綫。同時抬起左脚經過右脚前方，脚尖踮在右脚外
側，兩脚相距半步。

然後，以腰爲軸，按順時針方向轉腰180度，轉動
的同時，左手上提，右手下壓，抱氣往頭頂百會移動，
兩手在百會穴上方十指相對，作抱球狀。

兩手保持十指相對姿勢，屈肘，徐徐下移，手掌逐
漸合攏，在頭部合掌後，繼續下移，移至胸前膻中穴
前，同時兩膝微屈。

合掌之手在胸前改爲十指下垂，手心向外，然後左

手向左下方斜伸，右手向右上方斜伸，兩手一高一低成一斜綫。同時，抬起左脚經右脚前方，脚尖踮在右脚外側，兩脚相距半步。

然後，以腰為軸，按逆時針方向轉腰180度，轉動的同時，抱氣往頭頂百會移動，兩手在百會穴上方十指相對，作抱球狀。

兩手保持十指相對姿勢，屈肘，徐徐下移，手掌逐漸合攏，在頭部合掌後，繼續下移，移至胸前膻中穴前，同時雙膝微屈。

合掌之手在胸前沿正中綫在頭前慢慢上升舉起，兩膝慢慢伸直。

兩手在頭頂上向前翻動，改為手心向上，然後左手向左上方斜伸，右手向右下方斜伸，兩手一高一低成一斜綫。同時抬起右脚，經過左脚前方，脚尖踮在左脚外側，兩脚相距半步。

然後，以腰為軸，按逆時針方向轉腰180度，轉動的同時，右手上提，左手下壓，抱氣往頭頂百會移動，兩手在百會穴上方十指相對，作抱球狀。

兩手保持十指相對姿勢，屈肘，徐徐下移，手掌逐漸合攏，在頭部合掌後，繼續下移，移至胸前膻中穴前，同時雙膝微屈。

合掌之手在胸前改為十指下垂，手心向外，然後右手向右下方斜伸，左手向左上方斜伸，兩手一高一低成一斜綫。同時，抬起左脚經右脚前方，脚尖踮在右脚外側，兩脚相距半步。

　　然後，以腰爲軸，按逆時針方向轉腰180度，轉動的同時，抱氣往頭頂百會移動，兩手在百會穴上方十指相對作抱球狀，慢慢導氣於面部鼻尖，合掌於胸前膻中穴前，兩膝微屈。

5. 童子拜佛

　　接上勢，合掌之手沿正中綫在頭前慢慢上升舉起，兩膝慢慢伸直。

　　右脚著力支撐身體，左脚伸出一步，脚尖踮地，右脚屈膝後坐，氣沉丹田，雙手保持原有姿勢。

　　左脚提起，左小腿壓在右大腿上，成童子拜佛勢。

　　左脚下落在右脚前，成盤坐勢，慢慢下蹲，雙手保持原有姿勢。

　　蹲定，合掌之雙手慢慢下垂後分開，手心朝外，捧氣至百會，經面部合掌胸前，同時左脚移回原處，恢復兩脚平行站立姿勢。

　　繼而，以左脚著力支撐身體，右脚伸出一步，脚尖踮地，左脚屈膝後坐，氣沉丹田，雙手保持原有姿勢。

　　右脚提起，右小腿壓在左大腿上，成童子拜佛勢。

　　右脚下落在左脚前，成盤坐勢，慢慢下蹲，雙手保持原有姿勢。

　　蹲定，合掌之手慢慢下垂後分開，手心朝外，捧氣至百會，經面部合掌胸前，同時，右脚移回原處，恢復兩脚平行站立姿勢，慢慢收功。

(四) 龍游功

1. 預備勢

自然站立，兩脚距離與肩同寬，兩臂垂於體側；呼吸緩慢，全向放鬆；頭正頸直，目光內斂，神態安詳；意念青春，面含微笑。

雙手向兩側弧形上舉過頭頂，合十，左脚跟向右脚跟靠攏，脚尖自然分開，同時舉踵。意念元氣自下而上緣督脈而行，意念青春，面含微笑。接著合掌下行，脚跟隨合掌下行徐徐落下，緩慢呼氣。合掌繼續引氣從任脈而下，然後兩手掌漸漸分開，漸漸移至體側，如立正姿勢，呼吸恢復自然。

2. 起勢

兩脚併齊，脚踝相靠，兩膝內側緊貼，雙腿也盡可能併齊；兩手互相相併，兩臂從體側向襠前合十，沿任脈上行，大拇指對天突穴。

合掌向左傾斜，左掌在下，右掌在上，大臂夾緊，小臂上抬，頭、頸和上體隨著手掌同時向左傾斜，臀部則向右擺，下肢仍併腿夾襠，膝蓋微向右屈。

合掌向左上方弧形伸展，再向右劃半圓至頭額前正中，兩手腕的大陵穴斜對神庭穴，掌指尖向上，隨著合掌向上劃半圓的同時，頭部、軀幹和臀部相應隨之扭動，全身正直，併腿夾襠。

3. 龍游下行(合掌向下劃三個半圓)

合掌下行(劃第一個半圓)　在頭額前的合掌弧旋(左

臂推右臂拉)向身右斜方向下行，約90度，掌指尖斜向右上方，頭部、軀幹向右斜方向旋轉，臀部向左扭擺，兩腿併齊，夾襠，稍屈膝向左，微微下蹲；合掌弧旋翻掌向身前正中繼續劃四分之一的圓周。雙臂緊收，手腕的大陵穴對著天突穴，左手掌在上，右手掌在下，掌指尖向前。在手劃圓弧的同時，頭部、軀幹、臀部相應隨之扭向正中，兩腿併齊，夾襠，繼續稍屈膝微微下蹲，使全身重心有所下降。

合掌繼續下行(劃第二個半圓)　在任脈天突穴前的合掌弧旋(右臂推左臂拉)向身左斜方向下行約90度，劃四分之一的圓周，手腕、臂稍向左弧旋，頭部、軀幹向左斜方向旋轉，臀部向右扭擺，兩腿相併，夾襠，稍屈膝向右，繼續微微下蹲，使身體重心緩緩有所下降；合掌弧旋，翻掌向身前正中繼續下行劃四分之一的圓周，雙臂緊收，手腕的大陵穴對著臍中穴，右手掌在上，左手掌在下，掌指尖向前；在手劃圓弧的同時，頭部、軀幹和臀部相應隨之扭向正中，兩腿併齊，夾襠，繼續屈膝微微下蹲，使身體重心有所下降。

合掌繼續下行(劃第三個半圓)　在任脈神闕(臍中)穴前的合掌弧旋(左臂推右臂拉)，向身右斜方向下行約90度，劃四分之一的圓周，手腕、臂稍向右旋轉；在合掌劃圓弧的同時，頭部、軀幹向右斜方向旋轉，臀部向左扭擺，兩腳相併，夾襠，稍屈膝向左，繼續微微下蹲，使身體重心持續下降；合掌弧旋，翻掌向身前正中繼續下行劃四分之一的圓周，雙臂緊收，手腕的大陵穴

對著兩膝內側的曲泉穴，左手掌在上，右手掌在下，掌
指尖向前。在合掌劃圓弧的同時，頭部、軀幹和臀部相
應隨之扭向正中，兩腿併齊，夾襠，繼續稍屈膝徐緩下
蹲至全身半蹲狀態，身體重收也相應下降到此爲止。至
此龍游下行完成。

4. 龍游上行(合掌向上劃三個半圓)

合掌上行(劃第一個半圓)　在劃完龍游下行的第三
個半圓後，膝前的合掌繼續右臂推左臂拉，弧形上行，
與下行第三個半圓對應向左上劃四分之一的圓周，左手
掌在上，右手掌在下；在合掌劃圓弧的同時，頭部、軀
幹向左斜方向旋轉，臀部向右扭擺，兩腿相併，夾襠，
兩膝稍屈向右，微微站起一些，使身體重心開始徐緩地
上升合掌，向身前正中繼續上行劃四分之一的圓周。這
時左手掌在上，右手掌在下，手腕的大陵穴對著神闕
穴；隨著合掌劃圓弧的同時，頭部、軀幹和臀部相應隨
之扭向正中，兩腿併齊，夾襠，並稍稍站起一些，使身
體重心徐緩地上升。

合掌繼續上行(劃第二個半圓)　在任脈神闕穴前合
掌弧旋，繼續左臂推右臂拉，向右上方劃四分之一的圓
周；在合掌劃圓弧的同時，頭部、軀幹向右斜方向旋
轉，臀部向左扭擺，兩腿相併，夾襠，雙膝微屈向左
方，稍稍站起一些，使身體重心徐緩上升；合掌弧旋，
翻掌向身前正中繼續劃四分之一的圓周，雙臂緊收。這
時右手掌在上，左手掌在下，掌指尖向前，手腕的大陵
穴對著任脈的天突穴。隨著合掌劃圓弧的同時，頭部、

軀幹和臀部相應隨之扭向正中，兩腿併齊，夾襠，雙膝仍微屈著稍稍站起一些，使身體重心續有上升。

合掌繼續上行(劃第三個半圓)　在任脈天突穴前的合掌，繼續右臂推左臂拉，向左斜上方弧形上行，劃四分之一的圓周；在合掌劃圓弧的同時，頭部、軀幹隨之向左斜方向旋轉，臀部向右擺，兩腿相併，夾襠，兩膝微屈向右方，稍稍站起一些，使身體重心繼續上升，合掌弧旋，左臂推右臂拉，向頭前正中繼續劃四分之一的圓周。這時合掌成立掌，掌指尖向上，手腕的大陵穴斜對著神庭穴。隨著合掌劃圓弧的同時，頭部、軀幹和臀部相應隨之扭向正中，身體成直立姿勢。

舉踵，合掌上舉，本功游動身軀左右扭擺六次，以及合成三個連環以後，最後還有一個升華動作。做法是：在神庭前的合掌盡量上舉，在合掌上舉的同時，雙腳併齊，舉踵，兩膝內側緊貼，夾襠，收腹，挺胸，伸頸，百會頂天，整個身體有奮起上躍之勢。至此龍游上行完成。

龍游功從下行至上行舉踵上躍爲一次，每回練至少應做四次，然後收功。

5. 收勢

在最後一次合掌舉踵上躍後，合掌徐徐下落，腳跟緩緩著地，意念隨合掌手勢導引精氣經上丹田、中丹田，貫於下丹田，然後兩手掌從關元等穴處分開，兩手掌繼續分開於體側，如立正姿勢，然後呼吸平靜，恢復自然站立。

(五) 五禽戲
(六) 易經筋
(七) 十六段錦

十五、頸椎病

　　頸椎病係頸部脊椎及椎間盤的退化性病變刺激或壓迫臨近神經、血管、脊髓及其周圍軟組織，引起以頭、頸、肩及上肢疼痛、麻木、活動受限爲主的一組臨床綜合症。本病易發於中、老年人。

　　意到則氣到，氣行則血行。氣功鍛鍊，通過意念活動，以意領氣，及作頸部、肩部柔和的活動，能有效地疏通經絡，運行氣血，使局部組織循環得到改善，軟組織炎性致病因素消除，促進組織修復，起到鎮痛解痙作用，從而解除頸椎病頑疾。

　　目前，頸椎病尚乏理想的治療方法，氣功防治本病的經驗值得重視。

(一) 靜意通經壯骨功

1. 靜意樁

　　雙腳平行分開，與肩同寬，頭懸空，肩背下垂，頸項拉長，雙手垂於身兩側，全身放鬆三次，雙膝關節稍前屈，雙手在體側抬起尺許，十指分開，兩眼皮下垂，下頜內收，舌尖頂上腭，做到百會與會陰垂直，排除雜

念，鬆靜自然，意念自身在萬木花草叢中，做到似守非守。

呼氣時意想病氣從頸至四肢末端排出，吸氣時則把大自然的清氣吸入體內。得氣感是頸、肩、臂均有脹、麻、熱等感。靜意椿要求站三十分鐘，以輕鬆舒適爲度。收勢時雙膝直起，雙手下落重叠到小腹部，意守片刻。

2. 靜意通經壯骨功

左旋右旋袪血瘀：接椿功收勢，原地不動，雙手握拳，大拇指翹起對褲縫，左旋身至極點，看肩並呼氣，收回正前方吸氣。同樣方法右旋。左右旋各九次。要點是呼氣時大拇指上翹，拳用勁，吸氣鬆勁。

俯仰頸椎和氣血：接上式，雙手握拳，拳心向後。呼氣低頭拳用勁，仰頭吸氣拳鬆勁，重複九次。

牽拉頸椎排濁氣：接上式，拳變掌，掌心向下，十指朝前，左掌下按用勁，頭向右側傾斜牽拉時呼氣，收回時吸氣。用相同方法右掌下按，頭向左側傾斜牽拉。左右各九次。

轉動頸椎消骨刺：接上式，掌變拳，拇指握在食、中、無名指中間，向前伸出抬高90度，頭向左轉360度，拳用勁，呼氣。轉到正前方吸氣時拳鬆勁。用相同方法，頭向右轉360度。左右各轉九次。

拉引頸椎緩痙攣：接上式還原，雙手緩慢上舉，掌心朝天，十指相對吸氣，雙手下落呼氣，反覆九次。要點是吸氣時雙手上舉，頸椎往上拉引。呼氣時頭懸空，

頸椎往下垂。

3. 收勢

接上式，雙手重叠在小腹部，意守片刻，搓手擦臉，反覆擦頸部，拍打四肢全身，而後活動四肢關節。

(二) 頸椎病自療功

1. 預備式

身體自然站立，虛領頂勁，含胸拔背，沉肩墜肘，兩臂鬆垂。兩手五指自然鬆開，貼於大腿外側。兩眼平視前方。兩脚約同肩寬，外鬆內柔。舌抵上腭，空胸實腹入靜，氣沉丹田，繼而意守湧泉穴。

2. 舒頸疏風

分別用雙手上下左右搓擦頸椎，用手指點壓風池、大椎、肩井五穴，然後用左、右手四指與掌根相對拿頸椎各十五次。意守丹田。

3. 青龍點頭

身直，眼微閉，舌抵上腭，意守大椎穴。頭向下後抬上，向下時呼氣，抬上時吸氣。鼻吸口呼，一呼一吸，共二十次。

4. 犀牛擺首

身直不動，眼微閉，舌抵上腭，意守玉枕。頭向右向左擺動，左呼右吸，一呼一吸，共二十次。

5. 引頸伸呼

身體不動，眼微閉，意守丹田，頭向前向上再向下劃圓，使頸伸長。向前時呼氣，向回收時吸氣，共二十

次。

6. 望涯觀鬥

身直，兩手食指、中指、無名指重疊平貼於頸後，頭向上向後仰到極限，使手指邊緣分別對大椎及玉枕部位施力，共二十次，意守丹田。

7. 左顧右盼

身體不動，使整個頭緩慢地向左扭轉，扭至極點直到不能再扭時，呼氣一口，呼氣時下頦要接近肩髃穴，左右各扭轉二十次。氣沉丹田，進而意守湧泉。

8. 大蟒搖頭

上身不動，頭向前、向右、向後按順時針方向做平面劃圓十次；稍停，再反方向搖動十次。頭搖時要緩慢勻速，外鬆內柔，意守湧泉。

9. 左、右天旋月

上身不動，頭向下、向右、向左按立面順時針劃圓十次；稍停，再反方向劃圓十次。頭劃圓時要緩慢勻速，外鬆內柔，意守湧泉。眼可睜可閉，因人而定。

10. 收勢

兩手合掌，指實掌虛放於胸前。放鬆入静，眼閉，意念精氣入百會穴，過玉枕沿頸椎而下，再過雙肩井、肩髃，經曲池到合穀，如此三至五次。肩臂麻木者意念如上；頭昏者，可意念濁氣從百會穴經玉枕，沿頸椎而下，經命門，從湧泉穴入地，連作三次。然後雙手搓擦，手心發熱後，再用雙手揉玉枕、風池、大椎等部位，並用雙手上下左右搓擦頸部，用手掌搓肩井穴各十

次。收功。

(三) 養生方導引法

本法係筆者據載錄於《諸病源候論》的有關內容簡編。具體練法：

正身站立，兩脚分開，與肩同寬，兩手自然下垂，手指微屈，兩眼平視前方，口唇輕閉，全身放鬆，息心靜慮，意守丹田，自然呼吸。

兩手徐徐上提，在胸前翻掌，而後盡力向上舉托，上舉至極，復下縮，連作二十一次。

兩手保持舉托姿勢，兩肘向上，盡力拗動，連作七次。

保持舉托姿勢，手臂不動，以腰爲軸心，上身向左右轉動，連作二十一次。

而後，正身站立，兩手在頭頂劃弧翻掌，手背相對，指尖對身，緩緩地在身前下收，下降至臍腹後，向兩邊拉開，置於兩側，改爲兩掌相對，靜養三分鐘。

接上勢，兩手徐徐向胸前提起，在胸前部左手翻掌，向正前方伸出，右手張開，拇指在下，四指在上，用虎口托住下巴，盡力往外拉，連續拉動十四次，拉動時左手隨之盡量往前伸。

而後，改爲右手翻掌，向正前方伸出，右手收回，拇指在下，四指在上，用虎口托住下巴，盡力往外拉，連續拉動十四次，拉動時右手隨之盡量往前伸。

如此左右手交換各十四次拉動結束後，兩手慢慢下

降，在小腹作抱球狀，意守頸椎部，靜養調息十五分鐘。

(四) 臞仙導引法

(五) 八段錦

(六) 太極拳

平時伏案一、二個小時後，即後起立作雲手動作，配合頭部的左右上下轉動，收效亦較好。

十六、五十肩

五十肩，即肩關節周圍炎，因以五十歲左右者為多見，故名。

本病屬於肩關節周圍軟組織退行性、炎症性病變，早期多為單側肩部酸痛，偶見雙側同時受累。其痛可向頸部和上臂發散，或呈彌散性疼痛。靜止痛為本病的特徵，表現為日輕夜重，晚間每可痛醒，晨起肩關節稍活動，疼痛可減輕。由於疼痛，肩關節外展和內旋等活動明顯受限，局部按壓出現廣泛性壓痛。後期病變組織產生粘連，功能障礙隨之加重。

氣功鍛鍊通過全身放鬆，把注意力集中，逐漸轉向身體內部，再通過呼吸鍛鍊的鼓盪推動，或肢體的活動，可使全身經絡中的氣血暢通，某些阻塞的現象得到改善，經氣隨之充實，使肩關節周圍軟組織退行性、炎症性病變隨之改善。

　　同濟醫科大學第二附屬醫院採用醫療體操、按摩和局部注射醋酸氫化可體鬆三種療法治療肩周炎二百七一例，結果治癒五十例，顯效八十例，進步一百二十六例，總有效率94.5％。其中按摩結合體操組收效尤為顯著。

(一) 二十四氣坐功法

　　選練立春功、清明功、穀雨功、立夏功、夏至功和處暑功等。

(二) 八段錦
(三) 老人導引法
(四) 靈劍子導引法
(五) 袪病延年二十勢

十七、中風後遺症

　　中風後遺症是腦血管意外恢復後，遺留下運動、感覺障礙的一種病症。主要表現為半身不遂，口眼喎斜，言語不利等。

　　氣功鍛鍊，能減少中風的發生，對中風後遺症的康復也有良好效用。練功實例表明，越早開始氣功鍛鍊，康復的效果就越好，臥床病人可堅持放鬆功和簡便的氣功導引活動，以促進心身放鬆，氣血調和。下床慢步行走後，可採用運動量較大的動功鍛鍊，以促進病體的早

日康復。

　　有報導，用氣功爲主治療腦血管意外引起的半身不遂一百二十五例，基本治癒二十一例，佔16.8％，顯著好轉六十三例，佔50.4％，好轉三十三例，佔26.4％，無效八例，佔6.4％。總有效一百十七例，有效率佔93.6％。提示氣功治療本病有較高的療效。

(一) 放鬆功

　　取坐式或卧式，自然呼吸，意念結合呼吸進行三綫或整體放鬆。

(二) 虛明功

　　取仰卧式或坡卧式，静呼吸或聚散呼吸，意守呼吸或意守丹田或意守聚散效應。

(三) 六字訣

　　練呼字訣、噓字訣。

(四) 升降調息功

1. 起勢

　　鬆静站立。

　　中丹田三噓息：噓息，就是用口把氣慢慢地吐出來。息指呼吸，一呼一吸爲一息。先呼後吸爲補，先吸後呼爲瀉，體虛者宜用補法。呼吸做到：深、長、細、匀、穩、悠，留有餘地、餘氣，不要憋氣。做法是鬆静

站立後，雙手輕緩地由兩側向腹部聚攏，將左手勞官穴按在中丹田，右手勞官穴按在左手外勞官穴上。雙手抱定中丹田後，先用口呼，同時身體緩緩下降，呼氣完了，開始用鼻呼氣，呼氣到相當程度後，再慢慢地站起來，也可邊吸氣邊上升，如此反復做三次。

中丹田三開合：接上式呼吸畢，雙手向兩側慢慢分開，吸氣。分開時兩手心向外，分開的寬度略寬於身體。然後兩手心相對，慢慢向中丹田靠攏，呼氣，合到間隔半尺時，再反手做第二個開合，如此反復做三次。

2. 正功

接上勢，兩手由體側緩緩向前上舉，掌心向下，同時盡量吸氣，眼看天空，再各由體側緩緩下放，同時盡量呼氣下蹲，手放在膝上。如此反復二十五次，爲第一組。再將左脚向左前方邁大半步，重心移至左脚，右脚虛步，照第一組做升降二十五次，爲第二組。再將左脚收回，換右脚向右前方邁大半步，重心移至右脚，左脚虛步，照做升降二十五次，爲第三組。再將右下肢收回，重做第一組二十五次，爲第四組。四組共做升降一百次，爲一輪。練功時面向南或北。

3. 收功

正功做畢，恢復鬆靜站立，再做中丹田三開合、三噓息。這是練完一輪正功的收功。如練二輪或練兩種以上功法者，收功方法是中丹田三開合，膻中點穴三呼吸，做完中丹田三開合後，兩手稍離軀體，並沿胸腹中綫向上升起至膻中穴水平，兩手中指相接觸點膻中穴，

兩拇指自然上翹，做三按三呼吸，呼時手指輕按，吸時鬆一鬆。

雙手自然下垂，鬆靜站立幾分鐘，意念漸離中丹田，慢慢睜大眼睛，向前方遠視。練功完畢應休息或散步十五分鐘。

(五) 八段錦

(六) 易筋經

(七) 五禽戲

十八、老年重聽

老年重聽是指由於年齡造成的正常聽力衰退。

目前對本病尚無有效治療措施。練功通過調心、調身、調息達到入靜狀態，配合鳴天鼓等動作，能對聽神經和聽覺中樞功能的障礙起到調節作用，從而有效地改善或治癒老年重聽。

天津中醫學院教授周稔豐等報導，採用耳功鍛鍊，同時防止噪音，注意飲食，對耳疾的預防和治療取得了良效。一般堅持數月，可使聽覺失調的病人聽力平均提高25％，辨清語調差別的能力提高30％，絕大多數耳鳴病人症狀減輕，一些病人可獲痊癒。

(一) 內養功

採取臥式或坐式，用第二種呼吸法，意守丹田。

(二) 強壯功

採取坐式，自然呼吸，意守丹田。

(三) 放鬆功

取坐式，自然呼吸，意念配合呼氣進行局部或三綫放鬆。

(四) 虛明功

取坐式或坡臥式，静呼吸或聚散呼吸，意守呼吸或意守命門。

(五) 二十四氣坐功法

練秋分功。

(六) 耳聾治療功

臥、坐、站式都可，以站式最佳。兩眼微閉，舌抵上腭，全身放鬆，排除雜念。兩手食指分別插入左右兩側外耳道内，吸氣時，意想一股清氣分別聚於兩食指上；呼氣時，意想聚於兩食指的清氣從商陽穴發出，並進入耳内，耳聾消失了。反覆呼吸五十次，注意呼吸自然細長。接著意守翳風穴十至十五分鐘；再意守風池穴十至十五分鐘，收功。

收功時，兩手搓熱，用兩手掌心緊按兩耳孔，五指置於腦後，用中間三指叩擊後腦部，或將兩食指壓在中

指上，再用食指向下滑彈後腦部，每次彈二十四次。接
著用手指揉摩耳朵周圍及乳突後二十四次，捏提耳廓二
十四次。再做鼓氣法，一手輕捫耳門，一手捏鼻子，向
外鼓氣，反覆十次。每日早、中、晚各一次，每次三十
分鐘左右。

(七) 耳功

1. 龜嚥健腎

思緒先靜下來，口輕閉，以舌在上下牙齦外徐徐攪
動，待唾液滿口後，使所吸之氣下行歸根。在吸氣時，
如忍大便狀引真氣自會陰至尾閭，循夾脊至玉枕，頭頸
如頂物狀則上行腦部泥丸，略停一停。咬牙，如吞嚥硬
物狀，將津液用力嚥下，汩汩有聲，在吞嚥時，深長呼
氣，隨之頭頸及全身放鬆，微微含笑，真氣乘津液下行
而引歸丹田。如此連續吞嚥七次。

2. 打躬擊鼓

兩腳平行開立，距離與肩同寬。兩手心掩耳，兩膝
微屈，做打躬狀，低頭過膝，兩手交替以食、中及無名
指輕輕敲擊腦後三十六次。可聽到若來自遙遠天邊的擊
鼓聲。頭抬起，身體站直，將耳廓向前彎曲蓋住外耳
道，用指掌交接處壓住耳廓，以食指滑過中指，敲擊乳
突部一百下。

3. 拔耳鼓膜

以兩手食指緩緩插入兩耳孔內，前後轉動各三次
後，猛然快速將手指拔出。如此拔出七次，緩入疾出。

4. 揉按耳廓

兩手掌心分別捂住同側全耳，順時針方向用力揉100下，耳內應有熱感，否則表示用力不足。手心隨時留有空隙，以防耳內產生負壓，發生不適。

5. 搓擦耳根

用兩手食指和中指分開夾在兩耳根前後。以指掌用力上下搓擦兩耳前後各穴位。上下搓擦爲一次，共三十六次。

6. 托掌旋轉

上體保持正直，兩臂側平舉，掌心朝上，屈膝，屈胯，身體稍下坐，走成圈形，先走大圈，越練圈越小，最後逐漸走成四個腳長的正方形，三個腳長的三角形，最後僅僅兩個腳左右互換而使身體旋轉一圈。轉得眩暈後，再改變相反方向轉。亦可兩腳站立不動，兩臂保持側平舉狀，極力擰腰左右旋動。

7. 搖頭擺尾

兩腳平行站立，較肩略寬，兩掌掩耳抱於腦後，身體以腰爲軸，前後左右順時針方向搖轉軀體，幅度越大越好，待眩暈後，再沿逆時針方向旋轉。

8. 轉頸按摩

頭頸緩緩左轉，右掌自頭頸後方按於左耳上，同時左掌拖右側頰部，手指朝左。兩手協調柔緩用力，以助頭頸左轉。左轉至極處時稍停一停。繼而頭頸緩緩右轉，同時右掌按摩後頸，經右頸側至左側頰部，手指朝右；左掌自頰沿頸左側，後頸至右耳，兩手協調柔緩用

力，以助頭頸右轉。右轉至極處時，稍停一停。如此左右轉頭爲一次，共轉七次。

十九、更年期綜合症

婦女五十歲前後，男子六十歲前後，由於卵巢及睾丸功能衰退，會出現一系列植物神經功能紊亂的症候群，稱爲更年期綜合症。主要表現爲：易激動、緊張，心神憂鬱，記憶力減退，失眠多夢，心慌氣短，潮熱多汗，周身疲乏，婦女則月經紊亂，也有表現胃腸功能紊亂、消瘦貧血等。

氣功鍛鍊使大腦皮質産生主動内抑制過程，對大腦起到良好的保護作用，同時能影響植物神經系統，提高副交感神經的興奮性，促進營養物質的消化吸收，增加能量儲備，使基礎代謝降低，能量消耗減少，降低對不利刺激的反應性，提高對能量物質的利用率。由於影響植物神經系統，如心率減慢、血管擴張、血壓下降、某些腺體分泌增加、内臟活動加强，對於保護器官正常功能，增强體質，防治疾病，都有重要意義，從而對更年期綜合症，發揮著良好的防治效用。

邊治中教授的回春功，吐故納新，通調肺氣；怡性養神，醒腦明目；疏通經絡，活血化瘀；舒筋活血，通利關節；協調臟腑，健脾和胃；補益腎氣，延緩衰老，不失是更年期者有效的氣功功法。

(一) 站樁功

全身放鬆，自然呼吸，意守丹田。

(二) 小周天
(三) 因是子靜坐法
(四) 動靜結合氣功

自然站立，兩脚同肩寬，雙手呈抱球狀放於小腹前 (女的兩手勞宮穴分別放在相當於左、右卵巢部位；男 的雙手勞宮穴分別放在左右腎區部位)。兩眼微閉，舌 抵上腭，面帶微笑，在全身放鬆基礎上，意想自己年輕 時形像。

排除雜念，思想集中於呼吸，用口連續吸三口氣； 同時提會陰及小腹，提肛縮腎三次。這樣就能形成此部 位三次「震蕩」作用；用鼻連續呼三口氣，同時會陰連 同小腹、肛門及腎部位放鬆三次。如此反覆，使此部位 形成一緊一鬆，反覆和二十至三十分鐘收功。收功時， 先將兩手互相搓熱，再以兩手搓頸前兩側各三十六次； 搓熱兩手，擦兩腎區三十六次；男子以左手握托兩睪丸 下端陰囊部位，右手輕按其上，作順時針方向搓動，再 左、右手互換反方向搓動各三十六次。女子兩手搓熱， 分別在小腹部相當於兩側卵巢處按順時針、逆時針方向 各按摩三十六次。

練功時間：早晨六、七點左右，或晚上七、八點左 右，選擇空氣新鮮、環境安靜的地方練功，每次三十至

四十分鐘。

(五) 回春功

　　正身站立，兩腳分開，與肩同寬，兩手垂置於體側，頭正頸直，目光平視，全身放鬆，排除雜念，呼吸深長，鼻吸口呼。

　　用鼻吸氣，隨著吸氣，兩手自兩側徐徐提起，上肩過頭，在頭頂相合，成合掌姿勢；與此同時，兩腳跟漸漸提起，左腳跟向右腳跟靠攏，意念元氣自下而上，循督脈上行；接著用口呼氣，隨著呼氣，兩手合掌慢慢下行，引氣從任脈而下，在腹前手掌漸漸移至體側，腳跟徐徐落下，成立正姿勢。如此反覆，連作三次。

　　兩腳分開，平行站立，與肩同寬，全身放鬆，緩慢呼吸，用鼻徐徐吸氣，吸氣時提肛縮臀，胸部展開，頭微抬，頸徐伸，小腹自然鼓起，盡量多吸進新鮮空氣；而後，用口呼氣，呼氣時，腳跟徐徐下落，兩膝微屈，身微往前傾，小腹微收，使體內濁氣盡量吐出。如此反覆，連作八次。

　　承上，在全身放鬆，保持兩膝微屈，頭正身直的姿勢下，整個身體做上下彈性顫抖，抖動時男子睾丸前後微微擺動，女子玉門微開，雙乳、全身肌肉、牙關、臟腑器官皆須有震動感，自覺全身上下越抖越鬆柔，悠然自得。連續抖動一分鐘，約一百六十四次。

　　抖動後做一次鬆靜呼吸，即吸氣時意念入靜，呼氣時全身放鬆，兩膝微屈，兩手自然下垂。

　　然後，交替轉動兩肩。先左肩提起向前、向上、向後、向下作圓周轉動。與此同時，右肩塌下向後、向下、向前、向上作圓周轉動，左右兩肩交替協調運轉，連作十六次。

　　轉動時，要用身體的轉動來帶動肩，用肩帶動臂，使上身不停地扭動，擠壓五臟六腑進氣排濁。轉動以柔和舒適爲宜，兩肩轉動的曲綫恰似兩個圓，這圓一定要轉得圓滿，隨著轉動的熟練程度，應當逐漸將圓轉大。轉肩過程中，用力不可過大過猛，不必主動呼吸。

　　最後，正身站立，兩手由兩側向襠前合十，合掌沿任脈上提，舉過頭頂；與此同時，兩腳根漸漸提起，左腳根向右腳根靠攏；整個過程配以吸氣，用鼻深吸氣；然後合掌下引，沿任脈而下，從關元處慢慢分開，漸移至體側，腳跟徐徐落下，成立正姿勢；整個過程配以呼氣，用口徐徐呼氣。恢復自然站立姿勢，平靜和緩地呼吸，靜養三分鐘而止。

(六) 八段錦
(七) 袪病延年二十勢

二十、青光眼

　　青光眼主要是因眼內壓增高引起的常見眼疾之一。臨床表現爲頭目脹痛，視力昏蒙，眼球脹硬。每因情緒波動或過度疲勞而加劇。

　　大量臨床報導證明，氣功鍛鍊對青光眼有良好的療

效。通過練功，可使症狀改善，減少發作，降低眼內壓，增進視覺功能。上海市第一人民醫院眼科將二百三十例青光眼分爲三組，進行療效觀察比較，發現氣功鍛鍊組維持正常眼壓者增多，需要進行手術者少，療效明顯優於不作氣功鍛鍊的兩組。

有報導，觀察練功兩個半月以上的五例九隻青光眼，除一眼爲絕對青光眼外，其餘八眼眼壓都降到正常範圍內，臨床症狀全部消失。

(一) 放鬆功

三綫放鬆，可行二、三個循環，自上而下放鬆，導氣下行。眼局部放鬆，意守太衝或湧泉；初起宜以站式或坐式練功，每日三次，每次半小時。熟練後則不拘時間、姿勢，隨時隨地可練。

(二) 站樁功

取分水式，雙目張開採外景。

(三) 六字訣

練噓字訣。

(四) 因是子静坐法
(五) 五臟坐功法

練肝臟坐功法。

二十一、惡性腫瘤

惡性腫瘤是最爲常見的疾病之一，佔老年人死因的第一、二位。

氣功鍛鍊可使腫瘤病人臨床症狀緩解，生存期延長，甚至使癌症得以痊癒。

上海市氣功研究所，研究觀察氣功綜合療法治療晚期惡性腫瘤一百例，發現練功能有效地調整腫瘤病人血漿cAMP濃度，提高人體的免疫功能，十分顯著地延長晚期惡性腫瘤的生存期。江蘇省中醫研究所報導，氣功治療六十二例乳腺癌手術後，經過練功精神狀態好轉者五十七例，食欲增加者四十八例，睡眠改良者二十一例，手臂腫脹減輕者十例，其它自覺症狀也有改善。練功中合併化療的三十八例，副作用明顯減輕，都能完成療程。

上海中醫研究所報導，對二十二例癌症病人進行了一至二年隨訪，按kamoisky的病人活動狀況分級標準，評定練功病人的康復效果，初步看到二十二例中十八例達到良好的要求，其餘四例也取得一定效果。

浙江省建工醫院吳根富等採用新氣功療法防治癌症二百一十例，根據病人自覺症狀，結合臨床體征和物理化驗診斷依據，確定顯效、有效、無效三種。顯效(自覺症狀、臨床體征明顯好轉和實驗室檢查基本正常，或已重返工作崗位者)四十七例，佔22％；有效(自覺症狀

和臨床體征有好轉和改善，但病情有反復，情緒有波動者)九十六例，佔46％；無效(自覺症狀和臨床體征無明顯變化者，包括死亡)六十七例，佔32％，總有效率達68％。

(一) 內養功

每日練三、四次，每次三十分鐘。適宜於體質虛弱者採用。

(二) 新氣功療法

本功法由北京畫院郭林老師汲取古人氣功精華，結合個人體會所編，經眾多癌症患者實踐證明，確有防治癌症效用。

1. 中度風呼吸法自然行動

❶ 預備功

正身站立，兩腳分開，與肩同寬，含胸拔背，收腰鬆腰，頭正頸直，百會朝天，雙目微閉，口唇輕合，舌抵上腭，全身放鬆，息心靜慮，意守丹田。

兩肘微屈，掌心相對，緩緩向腹前聚攏，至腹前兩掌心轉向腹部，先將左手(女用右手)的虎口放在肚臍處，掌心勞宮穴按在丹田部，再將右手(女用左手)掌心重叠在左手手背上，右手內勞宮穴對準左手外勞宮穴。

兩手按抱丹田後，先用鼻緩緩地深吸，再用口徐徐地長呼，與此同時，盡量自然地鬆腰、鬆胯、鬆膝，使身體慢慢地放鬆、平靜。

呼吸調勻後，做丹田三開合，即兩手慢慢地向兩側分開，開始兩手背相對，手指併攏，分開比肩略寬，然後，轉爲兩手心相對，雙手慢慢地向腹前丹田處聚攏，至兩手相觸時，轉爲兩手背相對，做第二個開合，接著再做第三個開合。

❷ 行功

承上，慢慢睜開眼睛，像散步狀向前行走，邁出病竈所在側脚。以先出左脚爲例，邁步前，先把身體重心放在右脚上，使左脚變虛，然後邁出左脚。邁出後，脚跟先輕輕著地，脚前掌部自然豎起，待重心向左脚移動，再慢慢放平。接著邁右脚，也是脚跟先著地，脚掌自然豎起，待重心向右脚轉移，再逐漸放平，然後再邁左脚。如此反覆，兩脚輪流，一步一步地向前走。

邁步時，腰胯放鬆，兩膝微屈，兩手隨之擺動。當邁左脚，脚跟著地時，右臂擺至丹田前，左臂自然擺向側後方。當邁右脚，脚跟著地時，左臂擺至丹田前，右臂擺到側後方。手臂擺動要自然，肩、肘、腕諸關節要放鬆，腋下要虛空，臂要保持弧形，下宜僵直。每當脚跟著地時，開始緩緩擺臂，在脚掌放平時，手心正對丹田，手與丹田相距約一拳。

肢體活動的同時，要配合呼吸運動。在左脚跟著地的時候，做「吸——吸——」的吸氣動作，待左脚放平時，已兩次吸完；在右脚跟著地的時候，做「呼——」的呼氣動。兩次吸的時間與一次呼的時間基本相等，不可偏長偏短，呼吸要有節律而自然。

注意：本呼吸法，吸氣和呼氣都宜略帶氣息，聲音大小以練功者自己剛能聽見爲度，吸比呼聲短促而略重，呼氣聲緩而略輕，兩吸一呼，有如風嘯。

「吸──吸──呼」與邁步、擺手相配合，以每分鐘走六十步的速度，從容和緩地走十五分鐘。然後暫停走動，做三個丹田開合、三個丹田氣呼吸，待氣息平和後，接著邁步，連走十五分鐘，可反覆作三遍。

❸　收功

當做完最後一次時，作三個丹田開合、三個丹田氣呼吸。

2. 中度風呼吸法定步行功

具體練法與「中度風呼吸法自然行功」基本相同，所不同在於本功是原地轉圈步行，下面僅介紹其邁步法，至於預備勢、收功及邁步過程中的擺手、呼吸，請參考上法。

邁步前，先將重心移至右脚，微屈膝，身軀略向左前方轉，提起左脚，向前邁步，脚跟著地，脚尖自然竪起，隨著重心向左脚移，左脚自然放平，右手提至丹田前，手與丹田的距離約十公分，左手擺動到左胯之外下方。

當左脚跟著地時連做兩個吸，緊接著身體重心前移，落於左脚上，左脚放平，身軀略向右前方轉，右脚隨著重心轉移，脚跟緩緩提離地面，脚尖點地，作一次呼氣。右脚邁出時也是脚跟先著地，脚掌自然竪起，隨著重心向右脚轉移，右脚逐漸放平，左手提至丹田前，

手與丹田的距離約十公分，右手擺動到右胯之外下方。

　　注意：走的步子要呈斜丁步，不要形成八字腳，雙手擺動時，腰、頭、頸、身軀都要隨之向左側轉，略微前傾，自然收腹，全身放鬆，肩、肘、腕諸關節都要放鬆，腋下要虛空，臂要保持弧形，不宜僵直。

3. 中度風呼吸法一步行功

　　預備勢和收功同「中度風呼吸法自然行功」。

　　正功練法：以先出左腳為例，邁步前，先把重心移至右腳上，使左腳變虛，然後向前邁出。左腳前邁時腳尖翹起，膝蓋要保持一定的彎曲，腳跟略帶一點蹬勁，腳跟先著地，腳掌隨之放平。左腳放平後，重心移至左腳，右腳變虛，順勢將右腳提起，右腳尖在左腳內側中間旁開約七公分處輕輕點地，輕點後，再將右腳向前邁出，腳跟先著地，腳掌後放平。右腳放平後，重心移至右腳，左腳變虛，順勢將左腳提起，左腳尖在右腳內側中間旁開七公分處點地，然後邁出。如此一腳點地、邁出，再另一腳點地、邁出，不斷行走。行走過程中，兩手擺動與「中度風呼吸自然行功」同，呼吸與步法的配合上，當邁出腳，腳跟著地時，做兩個連續的吸，當腳放平與另一腳腳尖點地時做呼。

4. 中度風呼吸法二步行功

　　預備勢和收功同「中度風呼吸法自然行功」。

　　正功練法：其中的擺手、呼吸及邁步行走與「中度風呼吸法一步行功」大體相同，但呼吸與邁步的配合上有些不同。以先出左腳為例，左腳邁出，腳跟著地，做

一個吸；當左腳放平，即邁出右腳，右腳跟著地時，再做一個吸；當右腳放平，重心移至右腳時，左腳變虛，順勢將左腳跟提起，用左腳尖在右腳中間旁開二寸處點地，同時做一次呼。邁左腳，邁右腳，點左腳，完成「吸——吸——呼——」的二吸一呼運動。

5. 中度風呼吸法三步行功

預備勢和收功同「中度風呼吸法自然行功」。

正功練法：其中的擺手、呼吸及邁步行走與「中度風呼吸法一步行功」大體相同，但呼吸與邁步的配合上有些不同。以先出左腳為例，左腳邁出，腳跟著地時，做一個吸；腳掌放平後邁出右腳，右腳跟著地時，再做一個吸；腳掌放平後再邁出左腳，在左腳跟著地及放平的過程中做一個呼；緊接著，當左腳放平時，右腳腳尖在原地點地，改為自然呼吸即平。接著再邁出右腳，與左腳動作相同，繼續完成一個「吸——吸——呼——平」的呼吸過程。本功特點是三步一點，並配合做「吸——吸——呼——平」的呼吸動作。

6. 中度風呼吸法中快行功

預備勢和收功同「中度風呼吸法自然行功」。

正功練法：其中的擺手、呼吸及邁步法與「中度風呼吸法一步行功」基本相同，步法與呼吸的配合上略有不同。以先出左腳為例，當邁出左腳，腳跟著地時，做兩個連續的吸；當左腳平放時，做「呼」的動作。在邁右腳，當腳跟著地時，同時做連續的兩個吸；當右腳放平時，做呼的動作。如此反覆，一步一步地向前行走。

7. 弱度風呼吸法稍快行功

預備勢和收功同「中度風呼吸法自然行功」。

正功練法也與「中度風呼吸法自然行功」基本相同，兩者區別在於「自然行功」突出「自然」二字，「稍快功」要求在練功中略微用意些，體現出柔中有剛，剛中有柔。在邁步上，「稍快功」要相對快些，兩手擺動的頻率也要稍快些，手心導向丹田的動作也要更明顯些。呼吸的聲音可以略重些，但不可過重。

8. 強度風呼吸法特快行功

預備勢和收功同「中度風呼吸法自然行功」。

正功練法也與「中度風呼吸法自然行功」基本相同，但呼吸法及呼吸法與步法的配合上不同。以先出左脚爲例，在左脚跟著地時，立即做一個短促的吸；，左脚放平後，邁右脚，在右脚跟著地時，立即做一個短促的呼。步子走的快，呼吸也快，手擺動也快。邁左脚吸，邁右脚呼，一步一吸，一步一呼，如此向前行走，連走二十分鐘，體弱者可以走五分鐘後停下來，正身站立，做丹田三開合，然後繼續行走。

9. 升降開合鬆靜功

正身站立，兩脚分開，與肩同寬，全身放鬆，息心靜慮。

做三個丹田氣呼吸、三個丹田開合。

根據病竈所在邁出一脚，以先出左脚爲例。先將重心移到右腿，然後將左脚提離地面，向左前方邁出一步，脚跟著地，脚尖竪起，然後慢慢全脚著地，同時略

向左前方轉動。

　　兩手從左右兩側同時向丹田慢慢合攏，掌心相對，當合至兩手中指將要接觸時，兩手沿腹、胸的正中綫緩緩地向上提。上提時要鬆肩、沉肘、垂腕。如患有高血壓的，掌心應由向裏逐漸轉爲向下，十指指尖應若即若離地相互對應，上提的速度不可太快。

　　兩手上提時，前脚原地不動，重心逐轉移到前脚上，稍向前移動，前脚放平，後脚跟便自然提起，脚尖仍原處點地，但不要向前傾斜，不要聳肩。兩手提到膻中穴位時，改爲十指朝上，手心向裏。當提到頭部印堂穴，兩手轉爲掌心相對，然後將掌心轉向外，兩手背相對，徐徐向外拉開，拉至與肩同寬。重心隨之由前脚轉移至後脚，上身微向後仰，前脚由實變虛，後跟懸起，脚尖點地。然後，緩緩地轉動手腕，使兩掌心相對，指尖朝上，兩手慢慢地向印堂外聚攏，邊聚合邊把重心移至前脚，前脚由虛變實，後脚由實變虛，脚尖點地，脚跟自然提起，兩手聚合至印堂穴，中指尖將相接爲止。

　　承上，兩手開始下降(高血壓者宜手心向下，兩手平按下降)，慢慢降至丹田。兩手下降的同時，身軀徐徐下沉，漸成下蹲式，使前脚蹲平，後脚曲蹲，脚尖點地。下蹲時要保持上身平穩，腰部肌肉放鬆，蹲至前腿的大腿與小腿成直角爲止。這時，兩手已降至兩膝前與膝蓋平。

　　初練者不要勉强下蹲至平，要量力而行，能蹲多少就蹲多少，練久了自然可以蹲平。

接上式，兩手左膝部原處轉腕，使拇指帶動手掌轉
至掌心向外，再使手沿弧形向外拉開，拉至與肩同寬，
略作停頓，鬆肩、鬆肘、垂腕。然後，緩緩地轉動雙
腕，使掌心轉至相對，手指指尖斜向外下方，然後慢慢
地、輕輕地由外向內合攏。當兩手合至膝蓋處時，蹺指
垂腕，使掌心朝下。

承上，用意垂腕，兩手趁勢上提，同時慢慢站起，
重心逐漸轉移至後腳，後腳平放，前腳由實變虛，腳尖
點地，腳跟提起。兩手隨著身體的上升提至膻中前時翻
手，使掌心向下，兩手中指相接。與此同時，將前腿收
回原出腳地點，重心落於兩腿之間，兩手再慢慢地降至
丹田前，兩手緩緩向體側分開，回至原處，恢復到鬆靜
站立的起勢。

以上功法由上升開合和下降開合組成，共做四遍，
第一遍宜朝西做，以左腳在前爲例，當做完一遍後，將
身體重心轉移到在後的右腳上，蹺起左腳尖，以腳後跟
爲軸，向左轉九十度，然後將身體移至在前的左腳，再
將在後的右腳提起，移至左腳跟後約一腳寬處，成爲斜
丁步，此時身體已向左轉了九十度，面向南方了。

第二遍結束後，按上法先向左轉九十度，再向左轉
九十度，使身體面朝北方。

第三遍結束後，先將重心移到左腳上，右腳放鬆，
以右腳尖爲軸，腳跟提起向內轉，使腳尖指向右，右腳
與左腳成九十度。而後，重心移至右腳，提起左腳，向
前邁出一步，左腳仍在右腳之前，而身體已轉了九十

度，面向東方了。

　　第四遍結束後，重心慢慢移至左脚上，後面的右脚輕輕提起跟上一步，兩脚跟站在同一條直綫上，與肩同寬，按起勢鬆静站立，或作丹田三個氣呼吸和丹田三開合收功，或接著作行功。

　　早期癌症患者，或是經過手術後未見擴散轉移者，練習風呼吸法快步行功，練二十分鐘，休息二十分鐘，再練二十分鐘；或練定步行功，練半小時，休息十分鐘；然後再練全套一步行功、二步行功、三步行功，約一小時，休息半小時後，再練一套快步行功；再休息二十分鐘，接著練升降開合鬆静功。

　　中期癌症患者、術後轉移擴散者，先練快步行功，練二十分鐘，休息二十分鐘，再練二十分鐘；然後練定步行功半小時，一步行功、二步行功、三步行功約一小時，再休息半小時；接著練稍快行功、中快行功或特快行功約二十分鐘；再練升降開合鬆静功。

　　晚期癌症患者先選練中快行功、稍快行功、特快行功，練二十分鐘，休息二十分鐘；接著練升降開合鬆静功，然後再練定步行功十五分鐘。

(三)五禽戲
(四)太極拳
(五)真氣進行法

國家圖書館出版品預行編目資料

意凝念住：健康，從氣功開始 / 施仁潮著. -- 初
版. -- 新北市：華夏出版有限公司, 2023.09
　　　　面；　　公分. --（Sunny 文庫；312）
ISBN 978-626-7296-29-5（平裝）
1.CST：氣功 2.CST：養生
3.CST：健康法

　　　　413.94　　　　112005542

Sunny 文庫 312
意凝念住：健康，從氣功開始

著　　作　施仁潮
印　　刷　百通科技股份有限公司
　　　　　電話：02-86926066 傳真：02-86926016
出　　版　華夏出版有限公司
　　　　　220 新北市板橋區縣民大道 3 段 93 巷 30 弄 25 號 1 樓
　　　　　電話：02-32343788　　傳真：02-22234544
E-mail：　pftwsdom@ms7.hinet.net
總 經 銷　貿騰發賣股份有限公司
　　　　　新北市 235 中和區立德街 136 號 6 樓
　　　　　電話：02-82275988　　傳真：02-82275989
　　　　　網址：www.namode.com
版　　次　2023 年 9 月初版一刷
特　　價　新台幣 360 元（缺頁或破損的書，請寄回更換）

ISBN-13： 978-626-7296-29-5